モラルのある人は、そんなことはしない

Un type bien ne fait pas ça...

Morale, éthique et itinéraire personnel

科学の進歩と倫理のはざま

アクセル・カーン

林昌宏✥訳

TRANSVIEW
トランスビュー

モラルのある人は、そんなことはしない—科学の進歩と倫理のはざま—＊目次

はじめに　3

序　章　科学の進歩とその逸脱　5
ヒト胚の見方　5
クローン技術による治療は可能か　11
「遺伝子信仰」の荒波　14
生命に意味を与える　18

第1章　「私」はいかにしてつくられたか　22
父と母の家系　22
思春期の一言　27
革命を夢見たころ　33
医者になる　36
父の自殺と遺言の謎　40

臨床医から研究者へ　45
優れた女性たち　49
わが愛情生活の破綻　54
人間の条件　56
絶対的な価値観と相対的な価値観　60

第2章　自由と尊厳のせめぎあい　64

尊厳とは何か　64
自由はどこまで認められるか　69
安楽死は自由の行使ではない　74
性衝動とペドフィリア（小児性愛）　80
ブルカとトップレス　83
売春という「職業」　86
性転換へのあまりに単純な回答　88

「自律した人間」による粗暴な社会　94
ポルノグラフィーの氾濫　97

第3章　法と倫理は両立するか　100

法律は科学を追いかける　100
専門家と政治家の相互利用　107
壮大な利益誘導　113
生命倫理に関する法律のあり方　116
ダウン症と出生前診断　118
民主主義下でも悪法は生まれる　120
法律を道徳的なものにするには　123

第4章　生殖医療の見えない限界　127

不妊治療と血縁へのこだわり　127

ホモセクシュアル・カップルの親権と生殖 131
生殖医療を利用した優生学 134
体外発生と人工子宮の可能性 137
生殖器は要らない 139
代理母をめぐる問題 141
閉経後の妊娠 144
なぜ生殖クローンに反対するか 146
「医薬用の子ども」を産む 149
ヒト胚の宗教的・法的位置づけ 155
人工妊娠中絶と女性の自由 161
精子やヒト胚は相続財産になりうるか 166

第5章　ヒトは遺伝子の奴隷か 169

遺伝学というイデオロギー 169

人種差別の根拠　172
すべては遺伝子の責任か　175
遺伝子と環境の相互作用　177
時限爆弾のような遺伝子疾患をめぐるジレンマ　179
着床前診断の明と暗　182
乳ガンに罹りやすい遺伝的傾向をどう考えるか　184
バイオテクノロジーの凄いビジネス　186
遺伝情報が人権を歪める　187
自由主義・進化論・遺伝学が結びつくと　190
遺伝子検査の陥穽　192
「予言医学」という神話　196
医療上の秘密という原則を見直す　198
恐るべき性別選択　203
その父子関係は愛情か遺伝子か　205

遺伝子検査による移民管理 210
人間不在の科学が徘徊する 213

第6章 科学が精神に入りこむとき 215

他者を操る麻薬や電気 215
脳の画像化と心の解読 219
精神の自由を否定する論理と技術 227
麻薬の使用と自由と常用癖 232

第7章 脱人間的な、あまりに脱人間的な 236

臓器移植の知られざる側面 236
脱人間化という神話 241
エコロジーと実用主義 247
コンピューターへの行き過ぎた依存 248

第8章　逸脱した医学の堕落　250

医学は非人道性を育む　250

金が逸脱の動機　254

他者というモノサシ　257

おわりに　259

訳者あとがき　263

装幀　高麗隆彦

モラルのある人は、そんなことはしない

—科学の進歩と倫理のはざま—

本文中の〔　〕は訳者による注記である。

はじめに

中国には「井戸の中からは、空はとても小さく見える」という諺《ことわざ》がある。一方、山頂に立つ登山家にとって空は広大に見えるように、他者が描いたものに接するときには、それがどこから観察されたのかを知る必要がある。こういう考えは、情報や分析、そして物事の見方についても当てはまる。語り手の描写と現実との間には、個人的な価値観や精神活動、個人の感情、さらには生い立ちや人生経験によって培われた独自の視点をもつ人間が存在する。とくにそれらのことが大きく影響する道徳的な考察について、こういう予備知識は、読者にとって必要不可欠だ。

客観的でありたいと願う気持ちは存在する。科学の分野では、客観的ではないとしても、多様な視点を交錯させることによって、研究目的や手法を一致させようという理想がある。道徳哲学とは、人間科学であり、倫理的に考察することである。だがそれは、語り手の主観や、この道徳哲学を説く著者と不可分だ。本書が奇妙な構造になっているのは、こういう理由からだ。本書では、生物学・医学の研究に関わる社会的な疑問や問題を倫理面から追求していくが、まずは私自身の生い立ちから語ることにする。

国内外での討論における私の分析や示唆する道筋、そして私の回答は、大勢の意見と大きく異なっている場合がある。しかし、自分では正しいと確信している。そこで私は、自己の文化的な背景と生い立ちを、自分の思いのままに読者に語ろうと思った次第である。

本書では、まず私の家族観、宗教観、政治的な信条、個人的な事件をざっと述べ、私の道徳的な価値観が形成された過程を読者に示したい。なぜならば、道徳的な価値観とは、形成されるものだからだ。当然ながら、「各自に宿る道徳心とは、形成されるものではなく、それ自体で存在するものであり、各人を構成するものであって、人生に起こる偶然とは関係がない」とするカントの主張に、私はまったく同意しない。

そこで、「私の精神はこれまでに受けた教育や人生経験の影響下にある」という前提のもとに、私の道徳原則を数ページにわたって記した。次に、このような原則に基づいて、私が経験したさまざまな状況やジレンマに対する見方を掘り下げ、こうした事態に実際に取り組んだ際の考察や、そこから導き出した結論を提示しようと努めた。つまり、それこそが私の「正しい道筋」であり、「正しい道筋」を追求することこそが倫理なのである。

序章　科学の進歩とその逸脱

ヒト胚の見方

私の人生を振り返ると、倫理は私の第二の天性であったと思う。社会で倫理的な考察がクローズアップされる以前から、私はあたかもジョルダン氏〔モリエール作『町人貴族』の登場人物〕が黙々と散文をつづってきたように、常に倫理を追求してきた。それが他者の目に奇異に映ったとしても、私の意志は長年にわたってゆるぎなく、時流にもほとんど影響されず、いわゆるポリティカル・コレクトネス〔偏見や差別を含まない中立的な表現や用語だけで物事を語ろうとする態度〕に迎合することもなかった。時代の変化や新たな発見によっても、私の倫理的な見解が変わることはほとんどなかった。私が過去におこなってきた倫理に関する取り組みを否定することなど、あるわけがない。倫理に関する取り組みは、私の人格の土台をなしている。私は若いときから、ひとつの職業を長年にわたって勤めあげてきたが、その倫理的な価値基準こそが私の考察を支えている。私の戦いとは、人間のためになされるものだ。

若いころから倫理的な考察に取り組むようになったのは、父ジャン・カーンが、私を精神的・道徳的に鍛えあげたからである。私は、自分が受けた教育によって人格が形成されたと感じている。今でも私は、父の意思を尊重して行動するように心がけている。これは、私が父から譲り受けた最大の遺産でもある。

私の行動の指針は、過去にも未来にも一貫している。それは徹底した人間中心主義である。父は死ぬ前に「理性的かつ人間的であれ」と私に厳命した。はたして私は「理性的かつ人間的」であっただろうか。それはともかく、私の信条は次の通りである。「技術革新の科学的な価値が、道徳的な面で「理性的かつ人間的」である保証はなく、いかなる科学であっても、それ自体は良くも悪くもない。科学だけで社会的、道徳的な進化が約束されることはあり得ない」。

読者を驚かせる覚悟で記すが、私は、ヒト胚〔ヒトの受精卵が発生してから八週目頃までを指すが、著者は主として二週目頃までを問題にしている〕がもつ特別な価値をきちんと認識する必要がある、という意見を支持する。たしかに、私は頑強な不可知論者〔感覚的経験を超える究極的真理や神などを、人間は知りえないとする立場〕であり、ダーウィン流唯物論者でもあるが、人間の胚は特別な「生物学の研究対象」であると思う。なぜなら、きちんとした条件が整えば、この「小さな細胞の塊」は人間になる可能性があるからだ。

だが、カトリック教会の見解とは異なり、ヒト胚には神聖さはまったくないと私は考える。つまり、人間の胚はヒトになる可能性のはじまりであり、その尊厳は倫理的な考察の対象になることさえある。私は人工妊娠中絶の熱心な擁護者ではあるが、中絶される胎児の価値を否定しているわけではない。問題となるのは、妊娠中絶をおこなうべきかどうかではなく、母親の生命に危険がおよぶ妊娠中絶をおこなうべきかどうか、という問題である。というのは、ヴェイユ法〔一九七五年にシモーヌ・ヴェイユ保健厚生大臣が制定した、妊娠中絶を条件つきで合法化する法律〕が施行される以前には、ほとんどの女性は医学的に危険な環境で、非合法な中絶手術を受けていたからである。この法律の趣旨は、危険にさらされた女性を助けるためのものであると解釈できる。キリスト教徒であったとしても、いや、キリスト教徒だからこそ、この法律の施行に躊躇する理由はないはずである。この法律への反対は、ヴァチカンがカトリックの教義に、キリスト教徒としての健全さを装った詭弁を再び持ち込んだ例である。カトリック教会による神の啓示を解釈した道徳法がある一方で、我々には人間という存在に対する思いやりがある。我々は、たとえ罪人であったとしても、自らと同じように汝の隣人を愛するべきではないか。

歳を経るに従って、倫理は私の人生において必要不可欠な要素となってきた。何をなすべきかを熟考することは、ジレンマを解決すること、不確実性を消し去ること、選択したことを実行することと同義である。世の中はめまぐるしく変化するため、倫理という指標が見失われる恐れがある。つまり、私はある種の人間性の喪失が起こることを心配しているのだ。科学の進歩に対する社会的な懸念に対して、どのように対応すればよいのだろうか。

これまで以上に、生命を保護し、人間性を尊重する必要がある。科学分野においては、あらゆる事態が想定できるだけに、「すべての人間は尊厳と法律において生まれながらにして自由で平等であり続ける」と謳われた、一七八九年に議決された『人間と市民の権利宣言』〔フランス革命のときの人権宣言〕を今一度、思い起こすべきであろう。

この精神にとどまれるかどうかが問題である。ヒト胚に関する問題は、かなり以前に解決していた。ローマ法王の時代遅れの戦い〔ヒト胚の研究を禁止する〕に抗して、余分になったヒト胚については、生物学上の親の意見を尊重し、バイオメディカル委員会の承認を取りつけた後にはじめて研究対象とする法律を、施行するべきであろう。ヒト胚の研究を禁止するモラトリアム期間をおくべきではなかったのである。

これとは反対に、生殖クローン〔生殖補助医療によりクローン人間をつくり出すこと〕は禁止し続けるべきだ。これは個人が抱く幻想であり、いかなる場合にせよ、不妊に対する医学的アプローチであってはならない。クローンによる人間の生殖は、人間の自律性に背く行為であり、人権を侵害する行為である。倫理とは、他者を無条件に尊重することだ。よって、倫理に従えば、他者を拒絶させようとする論理のなかに、自分と他者の関係を閉じこめることは、否定しなければならない。クローン技術によって子どもがほしいという願いを満たすことは、他者に対する理解ならびに異なる体をもつ他者を受け入れることを忘却した、倒錯したナルシズムに行き着くことになるだろう。

幻想を抱くことはやめよう！　クローン人間と、他者性を考慮した医療技術を利用した生殖には、大きな違いがある。後者は、匿名による精子の提供などによって他者性を考慮している。クローン人間とは、自分に似せた他者をつくることであるから、他者に対して自らの身体的な特徴を押しつけてしまうことになる。

クローンという行為を是認すれば、自らのイメージに似せた他者を生み出すという狂気の沙汰ともいえる権利を、一部の者に付与することになる……。このような人間の従属関係は、それが仮に肉体的な外観だけのものであるとしても、私としてはとうてい容認できない。生まれてくる者の性別、瞳や髪の色、顎《あご》の形といった容姿を決定する権利など、いったい誰にあるだろうか。

しかし、失われた親愛なる人間（たとえばわが子）の代わりがほしいという夢幻的な要求は、簡単には却下できなくなるのではないか。自らの死が訪れる前に「生まれ変わる」ことで、不死身な存在になろうと夢見る人物が現われるのではないか。

だが繰り返すが、個人の自律性は、両親の影響力を制限することによって芽生える。（避妊や生殖補助医療を利用して）ほしいときに子どもを持つことができる以上、子どもは遺伝子の混合という偶然の産物であり続けるべきだ。

両親が我が子の治療のためにもう一人子どもをつくることも、珍しいことではなくなってきた。遺伝子疾患のケースでは、その病気に罹らないであろうと思われるヒト胚を試験管内で選択できる、着床前診断が認可された。着床前診断によってヒト胚のいくつかが利用可能であることがわかった場合、これらの一つを兄や姉にあたる人物を救うために「利用」することは、はたして正当なことなのだろうか。これに反対する議論は、あまり聞いたことがない。

だが、カントの倫理学の根本命題は、人格をたんなる手段としてだけでなく、目的としても扱ってはならないと厳命している。これに従えば、カントは「人間は自分自身の存在が誰かの目的でしかない」と述べることなど、決してなかったことになる。これは子どもにも当てはまる。すなわち、両親は一般的に子どもをつくる際の条件を選ばない。また、彼らはお互いの愛を、小さな共有物によって具象化しようとする考えを好む。あるいは彼らは、資産、土地、権力、支配などを相続させるために子どもをつくる場合もある。「医薬用の赤ちゃん」は、兄や姉を治療する手段であり、その存在自体が目的であると同時に、子どもとしても愛される。〔つまり両方の意味があるため判断が難しい。〕

一九九六年以来、十二種類のクローン動物の作製に成功した。一九九八年には人間の胚性幹細胞〔ES細胞〕の培養ができるようになった。その後、ヒト胚を用いる治療のためのクローンが、盛んに語られるようになった。このようなアイデア自体に意味がないわけではないが、胚性幹細胞を利用した治療法においては、ヒト胚の確保や倫理上の問題を引き起こすことが明らかとなった。

こうした技術革新は人間を対象とし、それが人間にとってどのような価値を持つのかが問われるようになってきた。したがって、国民全員がこれらの技術の正当性についてはっきりと意見を述べる必要がある。科学者や一部の特権階級が、生命倫理に関する重大な討論を独占してしまわないようにするためには、どうしたらよいのだろう。これは民主主義の争点でもある。このような討論を成功させるためには、国民全員に情報を得る手段を与えることが必要不可欠な条件となる。

ところで、技術革新の科学的・技術的な基盤を明確に説明できるのは、科学者自身以外には存在しない。したがって科学者は、生命倫理に関する発明について自らが考えることを、正直に国民に語らなければならない。科学者の間で見解が異なるようであれば、争点を明らかにするために、意見を表明しあうことが重要になる。さもなければ、科学者はたんなるロビー団体の手先となり、国民の意見を操作するだけの存在になってしまう。

クローン技術による治療は可能か

治療のためのクローン技術の応用については、世界の科学者の九〇%が賛意を表明している。彼らは大規模な推進キャンペーンにも関与してきた。ナンシー・レーガン〔夫の元アメリカ大統領はアルツハイマー型認知症であった〕、クリストファー・リーヴ〔アメリカのスーパーマン映画の俳優。落馬して脊髄を損傷し車イスでの生活を強いられた〕、フランスの筋疾患々者支援団体などは、「治療のためにクローン技術を用いれば、アルツハイマー患者の記憶は復元され、車イスでの生活を強いられている四肢麻痺の患者は再び歩き出し、筋疾患の患者の治療も可能になるかもしれない。再生医療を認可するべきだ」と訴えてきた。

関係者からの悲痛な叫びは、世論を大きく動かした。だが即座に、一部の研究者からは、彼らの主張するクローン技術が新たな治療につながる可能性は乏しいという意見が表明された。その理由は次の通りである。一人の患者を治療するごとに、ホルモン治療を受けた複数の若い女性から、かなりの量の卵子を採集しなければならず、またこれらの卵子から細胞核を除去し、培養する細胞核にこれらを移植しなければならない。だが、胚性幹細胞が得られることはきわめて稀であり、さらにはこれを取り出すために、また培養しなければならない。次に、これらの細胞の機能をテストすると同時に、これらに発ガン性がないかどうかを確かめなければならない。このような事前段階を経た後に、これらの細胞を心臓病の患者であれば心臓の細胞、アルツハイマー型認知症患者であれば脳細胞、四肢麻痺の患者であれば脊髄の細胞に変化させなければならない。

要するに、こうした過程全体は、きわめて複雑かつ不確実で莫大な費用がかかり、多くの研究者を必要とするので、治療法としては現実的であるとはいえない。仮に数億人の患者を治療するとすれば、数十億人の女性から数百億個の卵母《らんぼ》細胞《さいぼう》が必要となると同時に、これらの作業をおこなう研究所も数百万カ所は必要となる。当然ながらこれは現実的ではない。

科学者たちも、このような事実を知らないわけではない。しかしながら、大部分の科学者は、自分たちは挑戦すべきであって、技術革新の自由を妨げる恐れのある規制は、すべてとり除かれるべきであると考えている。科学者たちは、世論が倫理上の理由を持ち出して自分たちの研究を妨げる、あるいは禁止するようなことがあっては困ると考えたのだ。だからこそ、彼らは世論のゴーサインを勝ちとるために、象牙の塔から這い出してきたのである。女性の卵子を原材料として利用する研究を規制する協定など、機能しないのではないか。先進国では、女性の体はさらに「商品化」され続けるのではないか。クローン技術によるヒト胚の「製造レシピ」が利用できるようになれば、クローン・ベビーの製造レシピも進化するのではないか。

国民の医療問題として考える前に、この狂気に満ちたロビー活動は、民主主義に対する脅威であると私は思う。民主主義をはぐくむことができるのは、専門家が提供する客観的な情報によってのみである。民主主義が危機にさらされるのは、専門家が、自らが真実と信じることを語らず、自身が望む方向に世論を誘導しようとするときだ。つまり、専門家が「その辺のロビイスト」になり下がったときこそ、民主主義は危機的な状況に陥る。

国民は、情報がすべて明らかにされた環境で意見を述べるべきだ。科学者たちに物事の合法性を決める資格はない。国民全員がそれについて意見を述べるのだ。

したがって、国民は、治癒の望みが託された最先端の技術に関する本当の争点を理解するために、きちんとした情報を受け取らなければならない。仮に科学者が研究の禁止を恐れて、自分の知識の一部を隠蔽するようなことがあれば、我々の討論はゆがむ。これは彼らの越権行為だ。知識はできる限り広く共有されるべきである。また、科学者たちの発表することのすべてが、必ずしも真実であるとも限らない。これは彼らの試みることのすべてが、必ずしも善良であるとは限らないのと同様である。

どのような研究でもおこなう価値はある。ただし、研究に対する反対意見や倫理面からもちあがる問題は、考慮しなければならない。クローン人間に関する研究に科学的な関心が集まったとしても、クローン人間の研究から治療効果を期待することは幻想だろう。少数派であった私のこのような意見は、これまでにかなりの批判を浴びたが、今日では専門家の大半が私と同じ意見だ。彼らは自分の目的を達成するための、より現実的な戦略を準備している。

誤解してほしくないのは、私は治療のためのクローン技術の応用に反対しているわけではない。その技術自体に価値がないのではなく、また治療しようとする目的自体を糾弾しているのでもない。ただ、それが実現できるとは思えないだけである。

さらに、この技術によって倫理面でさまざまな問題も生じるだろう。我々が胚性幹細胞を利用した再生医療を実現することができれば、それは素晴らしいことである。だが、私が許せないのは、クローン技術によってアルツハイマー型認知症や糖尿病が治ると語る科学者たちである。私の一部の同僚たちには申し訳ないが、科学には真実に歩み寄るという特別な役割があり、それが国民に関することであれば、きちんと彼らに報告しなければならない。

反骨精神あふれる私は、治療目的のクローン技術の応用によって、近い将来にはほとんどの病気を治療できると請け合った医学界の大物たちによるメディア操作に、激しい憤りを感じた。ヒトゲノムの解読により健康管理が可能になるといった考えに、私はきわめて慎重である。こうした私の態度が原因で、科学アカデミーの扉は、私に対して閉ざされた。私は、思考形態が一つしかない状態は実に恐ろしいと思う。反逆者であると言われても、私の意志を曲げることは誰にもできない。

「遺伝子信仰」の荒波

私は遺伝学者として、科学の進歩、そしてとくに偏狭なイデオロギーがもたらすあらゆる逸脱に対して、これまで以上に責任を感じている。一世紀以上にわたって科学的な成果は、偏狭なイデオロギーによって翻弄されてきた。科学哲学者で歴史家のジョルジュ・カンギレムは、科学のこのような歩みを「科学イデオロギー」と表現している。科学イデオロギーをもつ者たちは、自らの信念を強化するためだけに、科学という豪華な装いを身にまとって暴れまわっている。彼らの偏見を叩き潰すことが急務だ。

科学には倫理が必要とされる。公の討論会において科学が自分のご都合主義的に語られるたびに、私の懸念は強まる。拙速な科学的進歩や、医学はついに「造物主」となったという考えから生じる幻想に接する機会があまりにも多いため、私は自分自身の人間倫理の原則に基づいて、科学の活動範囲を設定する必要性を強く感じている。人間のすべてを生物学に囲い込めば、人間性は喪失してしまう。人間性にとって望ましいことを考慮せずに、科学の領域において実行可能なことを一方的に宣言するのであれば、我々は袋小路に陥る。

我々の遺伝子には、何の責任もない。運命を左右する遺伝子など存在しない。私が専門とする遺伝学は、この学問が誕生したときから、さまざまな形で悪用されてきた。イデオロギーに満ちた輩が絶えず遺伝学を悪用し、また遺伝という烙印を押してすべてをかたづけようとする連中が存在するのは、恐ろしいことだ。社会の「遺伝子信仰」や「生物学信仰」という荒波が高まっているために、きちんとした防波堤を築く必要がある。人々の行動が、一つの遺伝子によって「規定」されていると信じるほどばかげた話はない。正確に観察すれば、現実には数多くの遺伝子が、人間の行動に影響をおよぼしていることがわかる。

先天性と後天性をめぐる昔からのイデオロギーに満ちた討論が、現代にまったくそのままの形で復活したのは驚きである。二〇〇七年春のフランス大統領選挙の際に、ニコラ・サルコジが確信をもって「自殺や小児性愛はおもに先天的である」と語ったことを、読者は覚えているだろうか。サルコジのこのような考え方は、変質者や犯罪者といった人物には先天的に何かしら問題があるとする、古くからの決定論に通じる。生まれながらの犯罪者が存在すると断言することは、環境や教育の重要性、ならびにこれらの影響を無視することにつながる。仮にそれが事実であるとすれば、犯罪を防ぐ活動はまったく意味がないことになる。交番を配備することや、社会学者が犯罪多発地区に出向いてカウンセリングをおこなう必要など、なくなってしまう。

これこそまたしても科学万能主義の幻想なのではないか。不貞やアルコール依存症が遺伝子のせいであると主張するのは、責任逃れではないか。思考には物質的、遺伝的、細胞的な基盤があるのは当然だと主張する者もいるが、思考とはそのようなものではない。また、遺伝子がすべてをつかさどると主張する遺伝子決定論者からは、移民の家族呼び寄せの際に、親子の血縁関係を証明するためのＤＮＡ鑑定を導入してはどうか、という意見がもちあがった。しかしながら、〔生命倫理法がはじめて制定された〕一九九四年にフランスの政治家は、親子関係については生物学的な側面だけに焦点を当てて論じることはできない、と法律で認めたはずである。つまり親子関係とは、血縁だけでなく愛情によっても成り立つことが確認されたはずだ。

二〇〇八年、国民運動連合〔フランスの右派保守政党〕に属するティエリー・マリアーニは、移民が家族をフランスに呼び寄せる際には、親子関係を証明するためのＤＮＡ鑑定をおこなうことを条件とする、という修正法案を議会に提出したが、これは一九九四年の法律と完全に矛盾する。このような法案が議会に提出されたことに憤慨した私は、この容認できない修正法案を廃案にもち込むために、陣頭指揮をとった。科学がイデオロギーと共謀することは危険である。

一九九五年十一月、フランスでは「人間とは、そんなちっぽけなものか」というスローガンを掲げて教職員が大規模なストライキをおこしたが〔政権交代直後に右派が社会保障費を大幅に削減しようとしたため、フランス全土で公務員を含む大規模なデモが起こった〕、これは経済社会の変化に対する私の考察の源泉ともなった。私は人間の価値が二十世紀末になって低下したと訴えたが、このような状況は二十一世紀初頭においても変わっていない。コペルニクスは人類を宇宙の中心から引きずりおろし、ラマルクやダーウィンは天地創造説を否定し、フロイドは人間から自己抑制を取り払った。我々の社会は、社会プロジェクトの中核から人間を引きずりおろす傾向にある。

人間の未来とは何であろうか。人類には、遺伝学・バイオテクノロジー・クローン人間・生殖補助医療・人体実験・遺伝子組み換え作物・自然界における人類の位置づけ・決定論と自由・人種差別・性的な特徴などについて、さまざまな論点と選択肢が提示されている。知識をもつことは権利であり、知識から生じる技術は、チャンスとなりうる。科学や市場圧力によって、人々の連帯感をはじめとする倫理的な価値観はなおざりにされる一方で、生命メカニズムをコントロールしようとする試みが増加している。これは人類に対する脅威である。あらゆる分野に教条主義の荒波が襲っているが、私は断固として自身の人道主義者としての考察を維持するつもりだ。

フランスでは、一九九四年に採択されて二〇〇四年に修正された生命倫理法が、今から五年前に予告された通り、再び見直されることになっている。私は、生命倫理法をこのような周期で見直すことは無駄であると思う。技術革新、状況の予測不可能性、研究者の想像力は、法律立案者の思慮を常に凌駕するであろう。現実は大変な勢いで進歩するので、生命倫理法は時代遅れになってしまう。生命倫理法を五年ごとに見直しても意味がない。これは誤った道筋である。というのは、新たに登場した革新的な技術が、恐るべき倫理上の問題を引き起こした場合でも、法律が制定されるまでに、五年近くも待ち続けなければならないからだ。

法律によってあらゆるケースを事細かに想定するというアイデアは、不条理かつ危険である。というのは、法の立案者が想定しなかったことは合法となってしまうからだ。法を整備するよりも、判例主義を採用すると同時に、特別委員会を創設して、新たな技術に対する法の精神をリアルタイムかつ継続的に提示していくべきだ。

私は、法律を制定する必要がないと主張しているのではない。法律を制定する際には、科学や社会、そして人間観に対する高度な教養が必要となる。法律は、人間社会において保護すべきことや脅威となることを明示する。人々は法律のおかげで自由な決定を享受できる。つまり、これは自律性の表明であり、法律には、人々は予期せぬ帰結・目的化・服従から保護される、と明記されるべきであり、特殊な問題が新たに生じた際には、判断は法の精神を解釈する委員会に託すべきだろう。さらに、何らかの逸脱が発生する場合には、この委員会は事態の監視役を担うとともに、法の立案者に対して、こうした問題に取り組んでもらうように要請すればよい。

生命に意味を与える

あらゆる道徳の基盤は他者の尊重であるとすれば、つまり、それは他者の価値観を明確化させることであるが、唯物論者、精神主義者、人道主義者、さらには功利主義者の観点が合致する場合もあるだろう。人々が信じているところに、必ずしも溝があるわけではない。核心となる溝は、科学万能主義者の観点と、科学に対して実用的な態度をとる者の観点との間に存在する。後者の、科学に対して実用的な態度をとる者は、研究は科学的に正当化することができるが、道徳的には中立であると考える。つまり、科学そのものでは道徳的な価値を語ることはできないと考える。一方、科学万能主義者にとり、科学は真実である。したがって、科学は場合によっては偏見を利用してもかまわないことになる。この場合、愚民化政策が好都合である。

一方、宗教心に篤い者であれ、無神論者であれ、お互いの論点は共有している。安楽死やヒト胚についての論争の際に、カトリック教会は極端な反対意見を表明しているが、ほとんどのカトリック教徒の個人的な意見はかなり柔軟である。というのは、生命倫理の問題は、人間とは何かという我々の考え方にかかわる私的な領域に属する問題なので、この問題は政治的および従来のイデオロギー的な溝を超越しているからだ。では、より多くの人々が納得できる見識をつくりあげるためには、どうしたらよいのであろうか。

私は探究を深めるにつれて、自らを決疑論者〔宗教上の一般原則よりも個々の事例が律法にかなっているかどうかを重んじる立場〕であると自認するようになった。その私にとって、ローマ法王の「反イエズス会的な保守主義」〔現代のイエズス会は、妊娠中絶手術、同性愛、解放の神学などについて進歩的で、カトリック教会に反する説を説くことがある〕は、容認しがたい非人間的な冷たい態度といえる。私は決疑論だけが、倫理を考える際の満足できるアプローチであると思う。その目的は、あらゆる精神的な集団の間にコンセンサスを築きあげることである。このコンセンサスは、人間を中心に据えた共通の価値観をひたすら採用していくことによって成り立つ。このような価値観であれば、時間をかけてこれらを定義し、洗練させ、説明し、伝達していく値打ちがある。

ダーウィン流の唯物論者である私は、生命には意味がないと考える。断固たる不可知論者である私は、天地創造、物や思考を超越するあらゆる原理、人間性と切り離された精神など信じない。私はすべてのグノーシス〔古代のキリスト教の異端思想〕とは無関係であるが、無神論者ではない。というのは、無神論者とは、神についての確実性や約束に対応する用語である。つまり、無神論者は神は信じないが、神を信じるべきではないことや、信仰を徹底的にやっつけるべきであることを信じている。私の思考は、無神論とは別ものだ。私は、宗教的に熱心な勧誘にも、無神論にも縁がない。

私にとって最も重要なのは、生命に意味を与えることだ。なぜならば、それ自体は意味を持たないからである。だからこそ、それが私の責務なのだ。死んだ一秒後には、私は、我が人生を構成したすべての要素を忘れ去るに違いない。それでもやはり、この人生において私が歩むことになる道筋や、下すことになる結論は重要なのだ。

私の歩む道筋で抱く懸念は、キリスト教徒の懸念と同じではない。キリスト教徒は、自らの選択によって神とともにあることを考える。仮にこうした選択が神の思し召《おぼめ》しであるのなら、キリスト教徒は、神の王国に加わることができる。私の場合、どんなに自己を見つめても、何の役にも立たないことを知っている。

私は、自らが下した決定の源泉となったことを知るために、いったい自分とは何者なのであろうかと自問する。私は、数多くの出来事を経験して自らを形成し、これらの出来事から深い影響を受けた。ならば、私は、自己の思考と活動の、自由と責任を引き受けることができるのであろうか。それなら、何が「私の」決定と関係があるのだろうか。実際のところ、「私の自由」とは何なのだろうか。私にとって、こうした問いは永遠の疑問となっている。

本書では、その側面のいくつかに言及する。選択の自由だけが追求に値することではない。選択の自由の責任をとるために用いる言葉の自由そのものからも、問題が生じる。女性、性の違い、民族など、タブーは至るところに存在する。重要なことは、言説によって人々をさらに不幸にしてしまうのを避けることだ。言説とは、発せられるだけでなく、受け止められるものである。我々は、言説を受け取る人々におよぼす影響を取り除くことはできない。私は、発言する際に、発言することの難しさを認識しつつ、ポリティカル・コレクトネスと、他者の脆弱性《ぜいじゃくせい》に配慮しない粗暴さとの間にある、狭い道筋を見出す努力を怠らないつもりである。

第1章 「私」はいかにしてつくられたか

父と母の家系

兄たちには内緒で、自分の家系について調べてみたことがある。興味本位に家系を調べることは、人格が教育によってつくられるという考えを否定することになりはしないか。しかし我々の人格は、受けた教育、育った環境、祖父母や両親から受け継いだ価値観によって形成される。では、自分の過去に関心を抱くとき、私が自由に思考する部分とは、前述のいったいどの部分であろうか。出自によって私の何が決定されるのであろうか。私は、どのような価値観を受け取ったのであろうか。私は、こうした価値観をどの程度、自分から取り除くことができたのであろうか。あるいは、どの程度、取り除きたかったのであろうか。

カーンはアルザス地方のユダヤ系の姓である。フランスが一八七〇年の独仏戦争に敗れた後、祖父であるアンドレ・カーンの家族は、ナンシー〔フランス北部の都市〕に移り住んだ。ユダヤ教の司祭の血筋を引く祖父の家族は、この街で画廊を経営した。商売はうまくいっていたらしい。

祖父のアンドレは、この地域のブルジョワ家庭の息子として育った。一九一四年に第一次世界大戦に動員されたアンドレは、戦争が終了するまでほぼ毎日、妻となるブロンシュ・シスモンディアーノに手紙を書き続けた。イタリアそしてブルゴーニュ地方の出身であるブロンシュは、敬虔なカトリック教徒であった。私の兄ジャン゠フランソワは、祖父のラブレターをまとめあげて、『愛国心あふれるユダヤ人の戦争の記憶』というタイトルの本を出版した。

宗教とは無縁でクレマンソーを熱烈に支持した祖父は、第一次世界大戦の話になると、我々がうんざりするほど語り続けたものだった。休戦中に祖父の念願はかない、二人は結婚した。彼らはパリ八区にあるモンソー公園の近くに居を構えた。ところが、ブロンシュには、すでにモーリスという独り息子がいた。だが、ブロンシュはその子を自分の弟だということにして、これを秘密にしていた。私の父であるジャンと彼の兄弟のジャン゠クロードは、この伯父が実は異父兄弟であることを、かなり後になってから知ったのである。それはモーリスが借金を踏み倒して外国へ逃亡してしまったときである。この悲劇的な結末は、カーン家に深い禍根を残した。

一九二九年の世界恐慌によって、祖父アンドレは経済的に大打撃を受け、家族の暮らし向きは大きく変化した。アンドレはパリ八区で民事訴訟の弁護士となった。家族はこの時代のことをはっきりと覚えている。祖父は財産を失ったために、自殺まで考えたという。祖父は、息子のジャンを呼び寄せた。私の父であるジャンは共産主義者だったので、祖父との関係は冷え切っていた。ブルジョワと若き革命家との間で、会話はほとんど成り立たなかった。だが、共産党の青年団の活動家であった十八歳の父にとって、教養豊かで皮肉屋の、とてつもなくヴォルテール的な祖父との会話や打ち明け話は、よい思い出になったらしい。

ドイツの占領下、あらゆる宗教と無縁で不可知論者で聖職者を認めないアンドレ・カーンは、ヴェルダン〔第一次世界大戦の激戦地〕で勇敢に戦った戦士であるのに、なぜユダヤ人として迫害され、一九四二年から黄色の星バッジ〔ユダヤ人を表わす〕の着用を強制されるようになったのか、理解できなかった。アンドレはペタン元帥〔ドイツに降伏し第三共和制を廃した〕を支持していただけに、彼の頭はさらに混乱した。だが、アンドレは堂々とパリにとどまることにした。最悪の事態は回避できるのではないかと考えたのだ。

母方の家系の雰囲気はがらりと異なる。安食堂の息子であった祖父カミーユ・フェリオは、シャンパーニュ地方の小さなおもちゃ製造工場で働いていた。ある日、彼は音楽の先生をしていたセシル・バルティスを口説き落とした。彼らの間には、間もなく女の子が生まれた。その子は、祖父と同じくカミーユと名付けられた。その後、彼らは結婚したが、すぐに離婚した。

私の母カミーユは、祖母セシルに連れられて波乱に満ちた幼年期を過ごした。オペラ歌手であったセシルは美しく、離婚後も多くの愛人たちのおかげで裕福な暮らしを送った。祖母は、アルジェリアの軍医と再婚するまで多くの男性とつきあった。母と娘の関係は冷え切っていた。いつまでも若くありたいセシルにとって、娘カミーユの成長は、自分の加齢を痛感することでもあった。十七歳になったとき、カミーユはアルジェリアを離れて、シャンパーニュ地方で暮らす父のもとへ移り住んだ。父方の曽祖父母も、同じ村に別荘を所有していたので、私の父方の祖父母であるブロンシュとアンドレは、子どもたちを連れて、その村でよく休暇を過ごした。

村には三〇〇メートルにおよぶ、菩提樹が植わった美しい並木道があったが、その両端に母方の祖父フェリオの家と父方の別荘があった。この並木道でジャンとカミーユ、つまり私の両親が出会ったのは、自然の成り行きであった。ブルジョワの息子とカトリック教徒の娘が恋に落ちたのである。父は共産主義の活動家であったのに対し、母はクロワ・ド・フー〔「火の十字架」、フランスの右翼政治団体〕の青年組織に属していた。フランスの軍人ラロックが指揮権を握った国粋主義のこの右翼団体は、反議会、反共産主義を唱えたが、ファシストでも反ユダヤ主義でもなかった。別荘でくつろぐパリ在住のユダヤ系ブルジョワの息子と、祖父は安食堂の経営者で父はおもちゃ職人という田舎娘の夫婦の間に、三人の息子が生まれた。一九三八年にジャン＝フランソワ、一九四二年にオリヴィエ、そして私が末っ子である。父は不可知論者であったが、敬虔なカトリック教徒であった母は、息子たちに洗礼を受けさせた。我々にユダヤ系文化を引き継ぐ素地はまったくなかった。

我々の両親は一九三七年に結婚したが、ドイツ人との間に生まれた母方の祖母セシルは、自分の娘の結婚式への参列を拒否した。アルジェリア人に対しても大きな偏見をもっていたセシルにとって、ユダヤ系の男が娘婿になることなど、許せなかったのである。ドイツ軍の占領下にあった時代にドイツ人将校の愛人であったセシルは、おそらくスパイ活動にも加担していたのではないか。フランスがドイツ占領から解放されると、セシルは愛人と一緒にフランスから逃亡し、かろうじて対独レジスタンス運動員の追及を逃れた。その後、セシルが頭をピストルで撃たれたとのニュースが伝わったとき、「誰に撃たれたの。ドイツ人でしょ、きっと。そう願いたいものだわ」と母は呟いたという。この結末は、母を含めて家族全員に大きな衝撃をもたらした。

第二次世界大戦は終わった。黄色いバッジの着用を強制され、第一次世界大戦の激戦地であるヴェルダンで戦った祖父。ドイツ人将校の愛人となった反ユダヤの祖母。ナチス・ドイツに対する抵抗運動に身を投じた、フランス共産党の下部組織ＦＴＰのメンバーであった父。私の家族的背景は、フランス人として決して珍しいものではない。

第二次世界大戦中、ユダヤの血を引く父は、デゼルテンヌという姓を使っていた。これは父の祖母マリーの、二番目の夫の姓であった。私立の教育機関であるゴデシューで教鞭をとった父は、後にこの学校の校長となった。父は、パリの高校で文科系の入学試験準備クラスを履修した後に、哲学と文学を熱心に勉強したが、教授資格を得ることはできなかった。私に語ることはなかったが、父は悔しかったようである。父は、出版される見込みがまったくないにもかかわらず、書き続けた。

我々三人兄弟は、長年にわたって母方の姓であるフェリオを名乗っていた。パリの窮乏生活から逃げ出すためか、あるいは一九四二年七月にドイツ占領下でのユダヤ人一斉検挙がおこなわれたからか、母は兄のジャン＝フランソワとオリヴィエをトゥーレーヌの村に送りこみ、彼らの面倒を乳母にみてもらった。人口三百五十人の村には、ドイツ人は一人もいなかった。その後、母もこの村に疎開した。一九四四年九月五日、私はこの村で生まれた。出産まぎわに、一〇キロメートル離れた隣り村から、産婆が郵便屋さんの自転車の後ろに乗って駆けつけてくれたという。

肺膿瘍に冒されて結核の兆候もあった母は、幼い私をトゥーレーヌの乳母に預け、ジャン＝フランソワとオリヴィエを連れてパリへ戻った。私の田舎での幼年期は、幸せであった……。この幸せも、平穏に暮らせる田舎を離れて、パリ十四区プラント通り二十六番地のアパートの八階に移り住むまでの間の出来事であった。私の二人の兄が、この「ちびの田舎者」に対して兄弟愛を感じることなど、まったくなかった。三人の間で兄弟愛が芽生えたのは、後のことである。

思春期の一言

父が校長を務めていた私立学校では、私はあまりぱっとしない生徒であった。読むことが大の苦手だった。なぜ読むことが嫌いなのかと尋ねられたとき、私ははっきりと次のように答えた。「だって、本が読めるようになったら、宿題を出すんでしょ」。この点では、私は間違っていなかったのだが……。父が校長を務める学校は、パリのシャン・ド・マルス公園のすぐ近くにあった。この学校には、公立の学校から落ちこぼれた金持ちの子弟が通っていた。父はここで自由な授業をおこない、ずば抜けた指導力を発揮した。年長の生徒たちは、父を囲んで白熱した議論を繰り広げていた。

両親は間もなく離婚してしまったので、両親と一緒に過ごす時間はほとんどなかった。私が両親とともに休暇を過ごしたのは、ジュラ〔フランス東部の山間部〕でのヴァカンスのときだけであった。二人の兄は、林間学校に出かけていなかった。朝、まだまどろむ両親のベッドの中にもぐりこんだときの喜びは、今でも忘れない。父が読んでくれた「ヨハネによる福音書」には、大いに感動した。私は信仰心の篤い子どもで、「ルルドの泉〔カトリックの聖地〕の巡礼」に出ると心に決めていた。子どものとき敬虔なカトリック教徒であった私は、初聖体や堅信礼〔洗礼を受けたのち、さらに信仰告白を行なう。秘跡の一つ〕など、荘厳な聖体拝領を受けた。ミサをさぼろうなどとは思いもよらなかった。ほんの少し神秘主義に傾倒していた私の頭には、カトリックの司祭になろうという思いがよぎっていた。

私は十五歳になるまで、父が校長を務めていた学校の司祭の妹であるベジノー夫人の家で夏休みを過ごした。彼女の家は、ジロンド県〔フランス南西部、ボルドー・ワインの産地として有名〕のサン・ティザンス＝ド＝メドックにあった。独身のベジノー夫人は、司祭の兄が突然死するまで、家政婦として学校で働いていた。その後、自分の田舎に戻った彼女は、小遣い稼ぎのために、夏休みに学校の子どもたちを預かることにしたのである。五十年以上にわたってきわめて信心深い暮らしを送ってきた彼女は、毎日ミサに行き、兄の聖務日課書を読んでいた。彼女は夏休みに預かった我々を信心深く育てただけでなく、料理の奥深さなども教えてくれた。私が彼女から学んだのは、彼女のキリスト教的な決疑論に沿った思考法である。彼女は、我々子どもたちをキリスト教の信仰のもとに育てるためには、味覚の教育も必要であると考えていた。私が十歳になると、彼女は毎食後、私と兄のオリヴィエに一杯のワインを供しはじめた。彼女はいつも次のように語っていた。「神様を幸せにさせる飲み物が、我が子にとって悪いわけがないじゃないの！」。

両親が離婚してから、事態は暗転した。私の崇拝する父は、十六歳になった長男のジャン＝フランソワを引き連れて私のもとから離れたために、私の世界は崩壊した。ジャン＝フランソワは才能に恵まれ、独創力に満ち溢れていたが、彼の天性は、学校という枠組みにはうまく収まらなかった。そこで、彼にはジャン・カーンという教師の援助が必要だったのである。

こうして十歳の私と十二歳の兄オリヴィエは、父と離婚したくなかった母と暮らすことになった。母は、自分の母親とは反対に、一途な愛情をもった身も心も貞節な女性であった。母は、離婚した後も他の男性と関係をもつことがなかった。彼女は離婚したくなかったのである。離婚してから三年後に、母は病に臥せった。結核が再発して病状が悪化したために、サナトリウムに入所することになったのだ。兄ジャン＝フランソワも感染し、パリにある学生用のサナトリウムに入った。一方、中等教育の三年目であった私は、サン＝ジェルマン＝アン＝レーにある高校の寄宿舎に入ることになった。十四歳になった私は、両親や兄たちから離れて生活することになったので、少し不安だった。

寄宿舎に入って間もなく、「肺に影がみられる」と診断された私は、ただちに精密検査のために病院へ送られた。結核性骨膜炎の有無を診断するために腰椎穿刺《ようついせんし》をおこなったが、これは恐ろしいほどの痛みをともなった。精神錯乱状態に陥った私は、原因不明の気絶を繰り返した。そこでピチエ・サルペトール病院〔パリにある大学病院〕の小児精神科に入院することになった。このエピソードを紹介するのは、これは私が倫理的な考察をおこなうようになった最初のきっかけでもあるからだ。私は何の説明も受けず、階段教室に連れて行かれた。医学部の教授は、四百人の医学部の学生が見守るなかで、思春期の私に服を脱ぐように命じた。医学部の教授は、素っ裸にされた私を指さしながら、学生に対して次のようなことを語った。「ええ、この少年はヒステリーです。まもなく気を失うでしょうが、それはたんなる演技です」。

はたして、公衆の面前でこのような恥辱を与えられたことを、誰が忘れることができるだろうか。この教授の高慢さは、患者の人格無視と職権乱用の例証として、私の脳裏から決して消え去ることはなかった。

寄宿舎に戻りたくなかった私は、乳母のもとで暮らしたいと主張した。トゥーレーヌに住んでいた乳母は、十三歳になる息子と一緒にパリ近郊のアルジャントゥイユという街に引っ越して、小さな一戸建ての家で暮らしていた。私は、そこで数カ月間静養すると、冷静さを取り戻した。しかし、健康に心配があったため、私はシャモニーにある結核予防センターに送られることになった。ここで、私の知的、道徳的な形成において、二つめの重大な出来事が起こった。

このとき、父と親密に過ごす貴重な時間を得ることができたのだ。父は、ブレヴァンとシャモニーの間にある結核予防センターに入所した私を、たびたび訪問してくれた。当時十五歳だった私と、数日間一緒に過ごしてくれたのである。父と二人で過ごしたひとときは、まさにかけがえのない、生涯忘れることのできない思い出となった。父と一緒にモンブランのエギュイユ・ミディ〔南の尖鋒〕を踏破した後は、父と大人の会話をするようになった。

私は、父という人間が教育に生涯をささげていることを知った。父は、私に敬意を払うようになり、私を受け入れ、私の意見に耳を傾けるようになった。自分の生徒たちに対しておこなってきたように、父は私にしゃべらせて思考を導き、私の中に眠っていた思考力を目覚めさせてくれた。相手を思いやった産婆術を操る父には、非常なカリスマ性があった。父ほど、私に影響を与えた人物はいなかった。厳しい道徳観を求める父は、あらゆる思想の流れを巧みに操り、大衆迎合的と思われる考えは、一刀両断に切り捨てた。知性偏重主義やエリート主義に陥ることもあったが、他者に対して寛容で、心底からの人道主義者であった。

十六歳になった私は、ブロワ〔フランス中央部〕に近いポンルヴォワにあるイエズス会の学校に通った。このとき、私は宗教ときっぱり縁を切った。入学当初、十七世紀の建物の美しさに魅了され、また厳しい生徒監に圧倒された私は、神への畏敬を感じていた。私の頭には、罪、過ち、贖罪といった考えが渦巻いていた。礼拝室に行き、五回、六回、さらには十回以上もロザリオの祈りを唱えなければならないと思っていた。自分で自分を鞭打つことまではしなかったが、熱心な信者であった。第二ヴァチカン公会議により、カトリックの典礼をフランス語で述べることができるようになったが、私はラテン語でそれを難なく復唱することができた。

だが、聖母マリアの処女懐胎、キリストの肉体的な復活、永遠の生命、三位一体《さんみいったい》など、キリスト教の根本的な教義をまったく信じられなくなった自分に気づき、キリスト教との絆は切れた。宗教を離れた私は、突如として不可知論者となり、神という考えを奇妙だと思うようになったのだ。

ポンルヴォワにおけるもう一つのショックは、クラスメイトが私をユダヤ人だと暴いたために、このブルターニュ地方の貴族出身の男の子と校庭で喧嘩になったことである。私は、ユダヤ系の父方の姓ではなく、母方の姓を名乗っていたにもかかわらず、「おい、薄汚いユダヤ野郎」と罵られ、言葉を失い、茫然自失となった。以前、父はいかなる人種差別も許さないと私に警告した。

それは、父が勤務していたゴデシューの学校の校長室での出来事であった。小学校の中学年であった私は、クラスメイトと喧嘩になった際に、「薄汚い黒んぼ」と相手を罵ったのである。担任の先生がこれを父に告げると、私は校長室に呼びだされた。父は革のベルトで私のお尻をひっぱたいたのである。父が私を叩いたのは、これが最初で最後であった。

私はこれをいまだに鮮明に覚えている。「いいか、アクセル、よく覚えておけ。良い子はそんなことを言ってはいけない」〔原書のタイトル「良識ある人物は、そんなことはしない」はこのときの父の言葉に由来する〕。父の声は、いまだに私の耳の奥底に響いている。このとき父は、心のまっすぐな人間になりたいと願うのであれば、人種差別的な罵倒などやってはならないことを、私に伝えたかったのだと思う。父は、私が他者の容姿を罵るという非道徳な行為をすれば、罰を受けることになることを教えてくれた。言い換えると、良識ある人物になりたいのであれば、そのような行為をしてはならないということだ。父はきわめて鮮明な形で、私に正しい道筋だけを示してくれた。

父の厳命はきわめて単純であり、「良識ある人物であれば、どのように行動するかを常に考えろ」ということである。父は、これを遵守できない者を良識ある人物としては認めなかった。父は、各自はひるむことなく自らの責務を果たさなければならないと考えていた。グルジエフ〔アルメニア人の思想家〕の信奉者であった父は、難解な世界に入り込むことはなかったが、学識を過大評価する純粋なインテリであった。父の目的は、生徒が良識ある人物となるための狭い道筋を歩むことができるように、彼らの人格を形成することにあった。ほんの一握りのエリートたちだけが、自らを救済する道筋を見出すことができるのであった。

偉大な父と存在感の大きな二人の兄がいる家族には、女性が入り込む余地はほとんどなかった。つまり、私の母である。献身的な母であり、傷ついた妻は、大声で怒り悲しんだ。フランスの田舎に生まれ、教養に乏しく不幸な子ども時代を過ごした彼女は、教養あふれる環境にあった夫とは対照的であった。父の知性の輝きに魅せられた息子たちは、母を愛してはいたが、彼女を正当に評価していなかった。究極的な探求にとりつかれた父は、一人の女性だけとの関係では満足しなかった。そんな父に見放された母は、父を囲む男たちだけの家族の団欒に、居場所をみつけられなかったようだ。だいぶ後になって母は、我々兄弟の討論に参加するようになった。実に頑固で議論に熱くなる母は、教養豊かで気丈かつ独創的で勇気あふれる人物であることを、我々は後になって知ったのである。

革命を夢見たころ

私の家族を語る際に、政治運動に触れないわけにはいかない。私が政治運動に身を投じたのは、まったく自然な成り行きであった。共産主義に共鳴したのだ。キリスト教の教義は信じられなくなったが、不正義を許さない道徳心の探求をあきらめることはなかった。私はフランス共産党が、恵まれない人々の暮らしを改善しようとがんばっていることを知った。また、フランス社会における特権階級の存在に立ち向かいたいと思うようになった。というのは、こうした運動は、植民地解放運動と密接に結びついていると考えたからだ。キリスト教はもう信じていなかったが、それでも私の価値観には、キリスト教が深くしみついていた。だが、宗教的な指標をもたずして、いかに生き、どのように人道主義を考えていけばよいのであろうか。

このとき、キリスト教徒でなくとも不正義と戦い、社会的弱者のために戦っている人々が存在することを知ったのである。それが共産主義者であった。私は教会に通っていたのと同じ熱心さで、共産主義の集団に加わった。今回の通過儀礼は政治運動であった。パリで高校時代を過ごした私は、ポルト・ド・ヴェルサイユの近くで、母と次兄オリヴィエと一緒に暮らしていた。長兄ジャン＝フランソワは、父と暮らしていた。最初に通ったブッフォン校では、青年社会主義統一同盟に入り、次に青年共産党に入党した。これは両親ともにフランス共産党のメンバーであったことも影響していると思う。ちなみに、敬虔なカトリック教徒であった母が共産党のメンバーであったのは、ほんの少しの期間であった。私が共産主義の活動に身を投じたのも、自然な成り行きであった。私はキリスト教人道主義から、左派人道主義へと早変わりしたのだ。キリスト教で培った信条は、不正義に結びついた悪の概念と向き合うようになった。つまり、慈愛というキリスト教的な概念が、私の政治運動の基盤となったのである。

ブッフォン校のフランス青年共産党の書記になったとき、フランスはアルジェリアと交戦中であった〔アルジェリア戦争、一九五四年から六二年まで〕。一九六一年、私は十七歳だった。授業中以外は、フランス青年共産党の幹部として校門に立ってビラをまき、今から思えばめちゃくちゃな内容のポスターを貼り、メンバーの勧誘活動に精を出した。当時から壇上に立って演説することは大好きであった。演説をぶつ際に、私はまったく緊張することがなかった。論争好きの私は、極右民族主義者を支援する学生組織が大挙して校門に現われた際には、率先して殴り合いに加わった。

一九六二年二月、秘密軍事組織のテロ行為によって、小さな女の子が失明した。この蛮行を糾弾する左派組織や労働組合の呼びかけにより、学生も大規模なデモ行為を繰り広げた。このとき、警察が地下鉄シャロンヌ駅付近でこのデモ隊に突っ込んだのである。その結果、八名が命を落とし、百名近くが負傷した。

高校は無期限ストに突入した。私は、高校の共産主義者の仲間たち全員に黒い喪章を付けるように指示し、授業を中断させ、教室から生徒を退去させ、ストライキのピケを張った。そしてペール・ラシェーズにある墓地に埋葬された、デモの犠牲者たちの葬儀に参列したのである。私が活動に身を投じた理由は、植民地戦争に反対するフランス共産党の戦いに正当性があると考えたからだけでなく、私利私欲がなく、すべてを投げうって活動する同志たちが好きだったからだ。

私は医学部への入学手続きを済ませた。徹底した共産主義者であった私は、学生共産主義同盟のメンバーとなった。フランス共産党は、党の方針に従わない偏向分子を説得するか、追放するよう私に命じた。これを厳粛におこなった私は、党の幹部となった。「労働者階級の政党」という路線を貫くことは、正しいことであると思った。この方針を遵守させようと専心した私は、この路線から逸脱する者を、労働者の闘いに対する裏切り者として追放した。私は全国学生共産主義同盟のメンバーとして、当時のスターリン主義の共産主義指導者の多くと交流があった。例えば、青年共産党の責任者であったローラン・ルロワや、ブッフォン校で歴史を教えていたジャック・シャンバズなどである。

私は熱心に学生運動を行なってはいたが、医学部では真面目に勉強していた。私が医学部を選んだ理由は、次の通りである。父は哲学をきわめた。長兄ジャン＝フランソワは、ジャーナリズムを専攻する以前は歴史学に取り組んでいた。学業優秀な次兄オリヴィエは、私のライバルであったが、オリヴィエが科学を選択したので、私もやむをえず医学部に進んだのである。

医者になる

一九六七年、二十三歳になった私は、パリの病院でインターンをしていた。私のモラトリアム期間は終わった。マルセイユでの短い研修では、外科医の技術を学ぶために犬を実験台にして手術を行ない、抜歯の技術を修得し、出産に立ち会った。このころに結婚し、協力役務〔兵役にかえて国外でおこなう役務〕に従事することになった。国軍参謀総長であったボサカがクーデターを起こした直後の中央アフリカ共和国のオート・コト州に、医長として赴任することになった。医長とは少し大げさな肩書であったが、ダイヤモンドの産地として有名な中央アフリカ共和国の北東にあるオート・コト州では、内科医、歯科医、産科医、外科医は、私だけであった。

中央アフリカ共和国にはバンダ族が住みついていたが、彼らは白人が入植する以前は読み書きができなかった。三人の白人の修道女が私の補佐役となった。私のアシスタントとして働いた黒人たち、つまり技術者、運転手、雑用係、看護師たちは、本当に素晴らしい人たちであった。一方、前述の三人の修道女を除き、私の周りにいた白人たちはひどい奴らであった。客観的に判断して、彼らは人間のクズのような連中であり、良心の咎めを感じない男尊女卑の輩で、金のためだけにこの地にやって来た、根っからの人種差別主義者であった。このときの経験から、私は人種差別を心底嫌うようになった。

ある日、私を乗せた車が荒れた路面を猛スピードで走った末に、バオバブの木に激突した。移動の際に飛行機を利用することもできたが、ダイヤモンド鉱山の監督の妻の出産に立ち会うためには、車を利用せざるを得なかった。現場へは車でなければたどり着けなかったからである。ダイヤモンド鉱山の監督は、我々が到着しないので、オート・コト州の首都ブリアの警察署に連絡した。捜索活動を開始した警察のパトロール隊は、我々を発見した。発見が遅れていたら、我々は動物に食べられていただろう。運転手は即死し、私は意識不明の重体であった。私は中央アフリカ共和国の首都バンギに輸送された後、パリにあるヴァル゠ド゠グラース軍病院へ搬送された。

その後、ムシー゠シュル゠セーヌで静養することになったが、そのときラジオのニュースで、一九六八年の春の出来事〔五月革命〕を知った。顔じゅう包帯だらけで、腕にはギプスをはめた満身創痍の私は、五月十三日にパリに戻った。五月十四日にカルティエ・ラタンを散策したが、このとき私のことを、デモ活動中に恐ろしいほどの怪我をした人物だと勘違いした学生たちは、私を肩車して英雄扱いしてくれたが、アフリカで怪我をしたことは彼らには内緒にしておいた！

私には一九六八年五月の高揚感はほとんどなかった。というのは、その後の展開に期待が持てなかったからだ。ヴィジョンに乏しい左派に対する私の猜疑心は、この事件を契機に強まった。フランス共産党員として、私は大いに活動した。まずは、シトロエンの工場の労働組合においてであった。ブルジョワでインテリの家庭で育った私は、ここで未知の世界を知った。工場内での人々の連帯に心を打たれた。腕を振り回しながらの、熱のこもった演説や論戦が大好きであった。このとき弁舌の才能を磨いた私は、聴衆を説得する面白さを知った。

ソ連のチェコスロバキア侵攻〔一九六八年八月〕後も、私はフランス共産党員であり続けたが、共産主義者の抱く夢は信じなくなった。しかし、共産主義を信じる仲間たちに対する愛着は感じていた。世の中を良くするのだと固く信じて活動に身を投じてきた同志を、見捨てる気にはなれなかった。左翼活動家であった私は、パリの南部マラコフで診療に従事していた。私の患者は、おもに労働者であったが、小学校や中学校の教師たちもいた。彼らは、仕事を終えると党の支部に集まり、党が企画したコンサートや演劇、さらには勉強会に足を運んだ。

私がフランス共産党に二十年以上在籍したのは、彼らの存在があったからこそだった。私は、彼らに対する愛着と敬意の念から脱党できずにいた。私が脱党することを彼らは許さないと思ったからであり、また私が彼らから離れることによって、彼らに大きな失望を与えることになるのではないかと危惧したからだ。しかし、フランス共産党内における民主的運営の欠如に対する不満は募り、社会主義国家の現実を目の当たりにして、ついにフランス共産党を離れる決心をした。

左派連合の仲間割れを契機に、私は十七年間熱心に活動したフランス共産党を離れ、フランス社会党へと移った。二、三年間は、フランス社会党の貧弱な運営能力に唖然とした。一九八〇年代に、パリのコシャン病院内に社会党のサークルを結成しようとしたのだが、その際に党の組織力のなさにあきれてしまった。私は政治運動に終止符を打った。

政党における活動人生が終わったとしても、私は政治的左派であり続けた。戦闘的な政治運動を否定する気などまったくない私にとって、敵は相変わらず資本主義であった。資本主義に対する私の疑念は根深かった。その後、私は各自が自らの自由を正しく決定できるように、尽力することになった。私は、政党が定めた枠組みのなかで、自分の考察や問いかけが制限されることを拒否した。私にとって重要なことは、他者の尊重であり、他者への配慮である。すなわち、これは、私が知らない人々や、まだ生まれていない人々を含め、人間がつくりあげる条件をもっとも良いものにすることである。

我々の社会は、不幸にもこのような原則をめぐって一進一退を繰り返してきた。立派な演説とは裏腹に、こうした原則の実行は、きわめて遅れている場合が多い。他者への配慮は私の考察領域であり、私が取り組む道徳的な考察の基盤となっている。「悪」や「善」というものは、存在するのであろうか。その答えは疑いもなく〝ウィ〟であり、私はこれらが何であるかを心得ていると主張する。善や悪とは、他者との関係におけるものである。国民を開花させる社会をつくることを優先課題に掲げない政策には、正当性がない。それはすなわち、道徳心の向上を目指さない政策である。カトリックの教育を受けたため、隣人愛という重要な概念は、私の考察の中核をなしている。私であるためには他者が必要である。したがって、私は他者の手助けをする。つまり、我々はお互いに必要不可欠な存在なのだ。私の探求活動は変化したが、戦闘的な政治運動と倫理的な考察は、目的が同じであった。私は辛抱強く、自分の仕事を続けることになったのだ。

父の自殺と遺言の謎

一九七〇年四月十七日。二十六歳だった私は、パリ施療病院で血液学のインターンをしていた。驚いたことに、父親は今どうしているのかという問い合わせの電話が、私のところに何度もかかってきた。私が父の日常を知っているわけがない。父がゴデシューの私立学校を退職したのは、金持ちの子弟以外の生徒に教えたかったからである。一九六八年五月の革命精神に共鳴した父は、恵まれない家庭の生徒のための学校を創設した。だが、父に経営能力がなかったために、学校は大赤字だったという。それぞれの生活に忙しく、父とはほとんど会っていなかった。その日、父はアパートを出たようだが、学校にまだ現われないという。夕方に帰宅すると、マント＝ラ＝ジョリー〔パリ近郊の自治体〕の警察から電話がかかってきた。しかし、私はすでにいとこから、父が死んだとの連絡を受けていた。警察署へ駆けつけた私は、父の死因が自殺であったことを知った。

父の遺体は、マント＝ラ＝ジョリー駅近くの線路わきで発見された。父は乗っていた電車から飛び降りたのである。その電車の座席には、父の遺書が残されていた。私は遺体の確認を求められた。電車は猛スピードで走っていたので、父の顔や頭蓋骨はめちゃくちゃに破壊され、四分の一ほどしか残っていなかった。それから、さまざまな具体的な指示が書かれた遺書を読んだ。

読むのが最もつらかったのは、遺書の宛名を私にした理由を述べた書き出しの部分であった。「お前は私の息子三人のうちで、必要なことを最も厳格かつ直接的におこなう男だ」。最後は、二つの文面で締めくくってあった。「生まれてくる私の孫を、私に代わって祝福してやってくれ（父の葬儀の日に誕生した私の息子には、エマニュエルと名づける予定であったが、父の名前をとってジャン＝エマニュエルとした）。お前は理性的かつ人間的であれ」。この父のメッセージは私を苦しめ続けた。父の遺書からは、電気ショックのような衝撃を受けた。四十年が経過した今でも、父が本当に言いたかった意味はわからない。

父は何が言いたかったのだろうか。父はもう生きる価値がないと思ったから、この世からおさらばしたのだろうか。父は何が耐えられなかったのだろう。私が医師だったので、兄たちよりも感情的にならないと父は考えたのだろうか。父は、私が医師という、苦痛や死に日常的に接する職業に就いているので、兄弟の中で最も精神的にタフなのは私だと思ったのだろうか。父は自分の息子としての私を、非人間的な男だと思っていたのだろうか、戦闘的な政治運動の活動家として、または医師としてか。私は「感じのいい奴」ではなかったということか。理性的かつ人間的であれ、という厳命に込められた意味とは、一体何なのか。父は、私の戦闘的な政治運動や、すぐに行動に移す性格や、知的暴力の爆発を慎むように命じたかったのだろうか。そうあってほしいと願う形ではなく、あるがままの形で他者を受け入れることができると、父は私に言いたかったのだろうか。私は父の厳命に従わなかったということか。「必要なこと」を厳格におこなうとは、いったいどういうことなのだろう。それは道徳的に正しくという意味なのだろうか。

父の突然の死去ならびに遺書により、私の人生は大きく変化した。父は五十四歳、私は二十六歳だった。私は恐ろしいほどの精神的ショックを受けた。自由人であり、お金にもまったく困っていなかった父が自殺した理由は、いったい何だったのだろうか。彼が愛した三人の息子のうち、なぜ誰も父の絶望に気がつかなかったのだろうか。人生はその人本人のものであるといわれているが、自殺という、人生に終止符を打つ特殊な自由とは何なのだろうか。そんな自由があるのだろうか。それは人生から逃げることではないのか。死ほどの不自由はない。なぜならば、自由とは意見を変えるという権利を持つことであるからだ。父の結論と、遺産として遺された私宛の恐ろしい遺書から、いかなる意味を見出せばよいのだろうか。私は、父が示唆した道筋を見つけ出さなければならなくなった。

父の死から、私はなかなか立ち直れなかった。父を愛する気持ちが強かったことに加えて、父に対してある種の信仰に近い感情を抱いていたので、父の他界によって恐ろしいほどの空虚感に襲われた。悲しみのどん底にあった私は、しゃべる言葉もみつからず、この手紙のことは兄たちには黙っていた。かなり長い間、父のことを想うたびに涙がこみあげてきた。

最悪だったのは、父が死んでから八年後のコルシカ島でのことであった。私は突如として大きな悲しみに襲われた。それは登山仲間たちとアンキュディネ山へと向かう、有名なGR20という登山道を歩いていたときのことであった。景色は最高だった。三十年前にシャモニーを登ったときのように、父と一緒に美しい景色を眺めることができないと思うと、急にいたたまれなくなったのだ。友人たちに涙を見られないようにするために、私は全速力で登りはじめた。途中、何度も息が切れたが、悲しみを振り切るために、ただひたすら登り続けた。山の頂上に達すると、ようやく平静さを取り戻すことができた。

父が自殺する少し前の、パリ施療病院での出来事である。三十歳の当直のインターンが急患扱いで私のもとに訪れた。彼はクロミプラミンという抗うつ薬を、一気に二百五十錠も飲んだと私に告げた。大量の薬物摂取の影響がまだ表われていない彼は、次のように言った。「このままでは死ぬのはわかっている。でも、気が変わったんだ。頼むから何とかしてくれないか。助けてくれ」。しかし、すでに手遅れだった。彼は私の腕の中で息を引き取った。彼が最も自由であった瞬間は、いつだったのだろうか。つまり、彼は自殺しようと決めた瞬間が最も自由だったのだろうか。それとも自殺を思い直した瞬間が最も自由だったのだろうか。でも、そのときはすでに手遅れだった……。

年齢に関係なく、人々が時に死にたいという欲求を持つのは自然なことである。救急救命医、蘇生医、血液病専門医、ガン専門医であった私は、患者の死にたいという要求に何度も直面したので、人生の終焉という問題について深く考えるようになった。こうした医療サービス部門で働いていると、死にたいと願い出る患者や自殺しようとする患者、さらには狂ったように生にしがみつく患者の相手をすることになる。

パリのボージョン病院の血液内科の部長であったとき、白血病で容態がきわめて悪化した若い女性が、不意に私を呼び止めた。「アクセル先生、まもなく死ぬのはわかってるわ。でも、私はこの世に未練があるの。死にたくないわ。私を助けるのが先生のお仕事でしょ。何とかしてください」。自分の無力をひしひしと感じた私は、まるで卑怯者のように彼女と視線を合わすこともできなかった。彼女は〔私の無為の〕犠牲者であった。というのは、治療できないことは医師にとって敗北ではあるが、たとえ患者を治療できなくても、患者の痛みを和らげることは医師の務めだからだ。

私が味わった悲しみは数知れない。砂の採集現場で遊んでいた十一歳の男の子が、足元の砂が崩れて生き埋めになった事故があった。救出された男の子に心臓マッサージを施すと、心臓は再び動き出した。だが、人工呼吸器がつけられた少年は昏睡状態であった。その日の晩には、少年の瞳孔が光に反応するようになったので、容態は改善に向かうのではないかと安堵し、私は喜びの気持ちに包まれた。しかしながら、数時間の仮眠をとって朝五時に少年の様子を見に行ったところ、少年はすでに死んでいた。瞳孔は開いて動かなかった。硬直した手足からは、脳が破壊されたことがわかった。現在でも、このときの喜びの気持ちと、その直後の意気消沈をはっきりと覚えている。

医師であれば誰しもが、思索をめぐらす小さな墓場のようなものを心の中に持っている。救えなかった患者、救えたはずの患者、救うべきであった患者の墓場である。私がアフリカやボージョン病院などで治療した多くの患者の中で、いまだに深く記憶に残っているのは、エレベーターから誤って転落した若い女性のことである。救急科に運ばれてきたとき、外傷はほとんどなく、意識ははっきりしていた。彼女は当直である私に、胸の痛みを訴えた。大動脈が破裂しかけていたために、痛みが生じていたのであった。そのとき私がきちんと診断していれば、手術する時間があったか否かは定かではないが、何とかなったかもしれない。こうした事故にはよくあるケースなのだが、当時の私はそれを考えなかった。

私は何回も患者の生命を縮めた。回復する見込みがなければ、痛みを和らげることになる。痛みを緩和する薬品を投与しなければならないとき、薬品が効果的に効く量を投与すると、患者の寿命が縮まることがありうるが、これを処方するのも医師の務めである。自明なことではあるが、延命するよりも、身体的、精神的な苦痛を和らげ、さらには死に対する恐怖を避けさせることのほうが医師の責務であるとする考え方については、今日では大方の社会的な合意がある。患者のクォリティ・オブ・ライフを維持する方法が見出せなくなったとき、私はこれまでに幾度となく、患者の生命の終焉を早めることに手を貸してきた。

臨床医から研究者へ

臨床医としての傍ら、私は、生化学、次に遺伝学の分野で研究活動を続けてきた。だが、一九九二年には、二十五年間の臨床医としての活動に終止符を打ち、研究活動に専念することにした。強制されたわけではないが、ある耐え難い経験がきっかけとなって、臨床医を辞める必要性を感じたのだ。殺菌漂白剤を大量に飲み込んだ若い女性患者は、数カ月後も、食道の壊死、縦隔炎、敗血症、ろう孔〔外傷や潰瘍などでできた穴〕など、さまざまな症状に見舞われ、酷い容態だった。ある朝四時のことだった。彼女の容態が悪化したため、私はたたき起こされた。このとき、次のような考えが浮かんだ。「何てこった。こんなことなら、もっと早く死んだほうがよかったのに」。救急救命医であれば、こうした考えは抱いてはならない。これがきっかけとなって、私は臨床医をやめる時期が訪れたと悟った。

私は、マラコフの診療所において、貧しい人々や勇敢な人々の医師であることが好きで、医師として病院で働くことや、田舎で活躍する医師であることが好きだった。しかし同時に、私は医学の道に進んでからすぐに、医学の科学的なアプローチ、とくに生化学に魅せられた。一九七〇年代、血液学は医学のなかで最も科学的な専門分野であった。私の博士論文は、赤血球内におけるグルコース-6-リン酸デヒドロゲナーゼという細胞質酵素の欠損についてであった。この酵素の欠損は、薬品（抗マラリア剤）や食品（ソラマメ）によって溶血性貧血を引き起こし、また悪化させる。

研究をはじめてからしばらくして、私は酵素系の障害の分野でかなりの業績をあげた。ボージョン病院のピエール・ボワヴァンに師事した後、フランス国立衛生医学研究所（INSERM）の研究チームにスカウトされた。一九七六年には、コシャン病院で活動することになった。院長は、フランスでは分子病理学の始祖であるジョルジュ・シャピラであった。シャピラは、遺伝子の分子生物学やタンパク質合成の権威であった。一九八四年には私は、INSERMという大組織のトップを務めた、彼の友人で共同事業者のジャン＝クロード・ドレフィスの後継者となった。

戦時中は強制収容所で暮らした研究者であるドレフィスと私は、親子のように親密な関係にあった。ドレフィスは先天性代謝異常の専門家であった。代謝疾患の生化学者であった私は、このときから分子遺伝学に興味をもつようになった。とくに、遺伝病に大きな関心を抱いた。血液が原因となる白血病に対する興味から、私はガンの分野の研究に取り組むようになった。こうして私は、科学者として同僚たちとともに数々の大発見をして、大きな喜びをわかちあった。

我々の研究成果の多くは、有名な科学専門誌『ネイチャー』などに掲載された。我々は、遺伝子の機能、食物による遺伝子の制御、遺伝子治療とその将来性、ガン、人体における鉄分の代謝などについて研究した。この分野では画期的であった我々の研究成果は、すぐに医学部の教科書にも掲載されたので、おそらく数千万人の患者の治療に用いられたのではないだろうか。こうした研究活動以外でも、私は活発に活動した。一九八六年からは『医学／科学』（*Médecine/Sciences*）という専門誌の編集長を務め、一九八八年には生体分子遺伝学の委員会の議長に就任し、遺伝子組み換え作物の実験評価をおこなった。

一九八九年には、フランソワ・グロが議長となったシンポジウム「遺伝子遺産と人権」においてパネリストとなった。これをきっかけに、私はメディアに登場するようになった。一九九二年にはＣＣＮＥ（生命科学と医療に関する国家倫理諮問委員会）のメンバーになったのを契機に、救急救命医と、内科および血液学の臨床医を続けることを断念した。その結果、遺伝子組み換え作物、クローン、ＤＮＡ、新たな生殖技術など、社会が強い関心をもつテーマに関して、討論に参加したり、自らの意見を表明したり、実際に活動したりするようになった。

社会では、すべてを遺伝子や生物学でかたづけようとする危険な傾向が、日増しに強まっている。社会は、人間の特殊性を否定する方向へと進んでいる。遺伝学に関するおもな危険性とは、遺伝学がイデオロギーの目的のために利用されることであるが、人々はこういうことを忘れている。これは人間の行動様式を標本化するという、ナチスなどが抱いた昔からある古臭い考え方への純然たる回帰である。

私の生命倫理に対する関心は、偶然ではない。私が生命倫理に固執する最大の理由は、個人の自由を尊重した倫理的に許容できる科学、社会正義にかなう科学、個人の尊厳を保障した科学を峻別しなければならない、という思いからだ。もちろん、科学に対して不信感をもつようなことがあってはならない。こうした思いを抱くのは、十九世紀と二十世紀の科学やイデオロギーの歴史に対する興味が、私の中で長年にわたって培われた結果である。

私の生命倫理に対する関心は、受けた教育によってさらに強固になり、そこには私の医師としての経験が深く刻まれている。また、父が残したロードマップが、生命倫理への関心を決定づけたともいえる。さらには、それは私の政治活動とも結び付き、「正しい道筋」を見つけたいという願いがその原動力となっている。すべては他者性を無条件に尊重することが前提である。私の思想は、唯物論、合理主義、経験主義によって形成されているが、人々との団結や、当然ながら人道主義も、私の思想にとって重要な要素となった。

私が若いころ共産主義者であったのは、共産主義者は人道主義者だと考えていたからである。しかしながら今では、共産主義者の活動は、人道主義的ではなかったと考えざるをえない。素晴らしい社会を目指すにあたっては、他者に対する配慮を表明することが何よりも重要である。今日、超自由主義の産物としての肉体や健康の商品化は、人の人間性や尊厳を侵害している。人間性を尊重し、さらには人々の利益になるように現実を変革する配慮が必要だ。

優れた女性たち

私は長年にわたって、女性だけのある種の世界が存在することに気づかなかった。私の女性との関係は、少なくとも二十歳までは表面的であり、ほとんど交渉がなかった。当時、私には二つの世界があった。一つは父という偉大な人物が支配する思想の領域であり、もう一つは感情に限定された母親の領域である。母、次に我々三人兄弟の妻たちは、父と我々三人という男たちだけの会話から締め出された。我々の会話は、難解で味気なく、現実離れした、しばしば実りのないものであった。

次のような親戚の集まりを想像してほしい。妻たちは男たちから離れて自分たちだけで会話する一方、彼女らに言葉もかけない男性たちは、哲学、歴史、美・真実・正義の必要性について議論している。偶然、妻の一人が男たちの会話に加わろうとすると、彼女はすぐに、男たちから驚きといらだちの混じった視線を浴びる。繰り返すが、我々男性の議論は、現実との接点を完全に欠いたものであった。我々男性が、議論に参加してほしいと女性たちに願い出ることなど、まったくなかった。およそ意識していなかったが、私は、我々の女性たちに知性の領域をほとんど認めなかったのだから、男性優位主義者あるいは性差別主義者であったのかもしれない。

生涯にわたって男子生徒だけを教え、一人の兄弟と三人の息子をもった父は、女性に対して決して無関心ではなかったが、女性を特別な領域に閉じ込めていた。女性に対するこうした態度を受け継いだ我々兄弟は、これを改めるために苦労した。

幸運なことに事情は変わった。家族内における母のイメージが変化したため、母は正当な居場所を得るようになった。それまで控えめであった母は、あたかも別人に生まれ変わったかのような変貌を遂げた。我々兄弟は、高齢になっても類い稀なる分析力を発揮する母に驚愕した。また、母の溢れんばかりの闘争心、何物にも依存しない精神、エネルギー、さらには冷静さに恐れ入った。

八十七歳になったとき、彼女は余生を過ごしていたムシー＝シュル＝セーヌの村の自治体の選挙に立候補した。我々兄弟は面喰ったが、誰も彼女を止めることはできなかった。「カーンおばあさん」と母をからかった自治体の要職に就く人物に対し、母は挑戦状を叩きつけた。この人物は母との論戦に引きずり出された。母は死ぬまぎわ、我々兄弟に素晴らしい贈り物をしてくれた。次のように語ったのだ。「我が子たちよ。お前たちのおかげで、私の老後の人生は、青春時代よりもずっと美しかったわ」。

私が女性との対等な関係という考えを持つようになったのは、人生のかなり後半になってからであることを告白しておく。私が女性の豊かさをはっきりと意識するようになったのは、研究の世界においてである。

私が診療所の主任医師であったとき、私が働く研究室では、女性は技術者であり、彼女たちはあくまでも男性の補佐役に過ぎなかった。しかし、私はこうした男女差別を気にも留めなかった。

病院では、男性は医師であり、女性は看護師であった。いったん決まった役割について思いを巡らすことはなかったのだ。

研究者として活動しはじめると、きわめて優秀な女性たちと出会ったことで、私の目は開かれた。一九七六年、ジャン＝クロード・ドレフィスの研究チームに入ってインターン最後の年を迎えた。ジャン＝クロード・ドレフィスの研究チームが、ジョルジュ・シャピラおよび彼の妻ファニーと共同でおこなった最初の仕事は、鉄分の代謝と、ミオパチー〔筋肉の疾患の総称〕や神経原性萎縮といった筋肉の疾患についてであった。このとき、ミオパチー患者や妊婦の血清では、筋肉のグルコース酵素の活動が活発になること、そしてミオパチー患者の筋肉やガン患者の細胞における胎児性アイソザイム〔同一固体内で同一の触媒反応を行なうが化学構造が異なる酵素の総称〕の出現〔リサージェンス〕という二つの大きな発見をした。

ファニー・シャピラや、癲癇《てんかん》の専門家であるコレット・ドレフィス＝ブリサックといった女性科学者は、私の「親友」となり、私は女子学生にも大きな敬意を払うようになった。学生時代からきわめて優秀であったソフィー・ヴォロンは、私の後継者として研究チームのリーダーに抜擢された。鉄分が過剰に合成されたり不足したりするような、鉄分の生体恒常性に問題を抱えるほとんどの患者は、鉄分の代謝を制御するヘプシジンというホルモンの発現量が異常であることを、我々の研究チームはつきとめた。ヴォロンをはじめとする女性研究者とともに働いた経験から、女性は強いということを思い知った……。研究の第一線で活躍するこうした女性たちに対し、前述したように、私は驚きと同時に敬意の念を強く感じるようになったのだ。

こうした女性たちは、子どもの世話をすると同時に、自らの野心を追求しているが、一体どうやって両立させているのだろうか。私は、彼女たちが男性研究者たちよりも集中的に自らの職務をこなしているのを、目の当たりにした。男性研究者たちは、彼女たちの発揮するエネルギーや効率性にたじたじであった。彼女たちは、国際会議でのやり取りの後に保育園へ電話したり、重要な実験の後に子どもの担任の先生と面談したり、外国の大学への出張旅行を企画した後に、インターネットで子どものスポーツチームの結果を検索したりすることを、平然とこなしている。

研究に集中している男性研究者たちは、女性研究者のようにさまざまな出来事を敏捷かつ巧みにこなすことができなかったが、女性研究者たちの業績が科学面で男性研究者と同じであったとしても、昇進に関しては「ガラスの天井」が存在していた。私はコシャン研究所の所長であったが、その後任に女性が就くことはなかった。

これまでにも、女性とは大きな友情で結ばれてきた。女性との友情は常に大切にしてきた。私の女性との友情は、男女間のつきあいというよりも、人間としてお互いに良く理解しあうという関係であった。女性とのつきあいとは逆に、私は男性の友だちを持つことに苦労してきた。というのは、お互いに理解し合うという関係を持つことのできる男性が、私の周りにはいなかったからである。奇妙な人間だと思われるかもしれないが、私には古くからの友人はたった一人しかいない。だが、私の唯一の本当の友人は、兄のオリヴィエかもしれない。オリヴィエは私の親友であると同時にライバルであった。私にとってオリヴィエは、かけがえのない人物である。

我々の社会において、女性はいまだに男性と平等ではない。この社会的な不平等に対して我々は戦わなければならない。法のもとの平等、肉体の自由、職業差別の解消、家庭内暴力の解決の次は、男女同権こそが「女性の新たな闘い」であり、これは社会的に支援しなければならない。私自身は積極的に活動していないが、個人的にはシルヴィアンヌ・アガサンスキー〔フランスの哲学者でフランス前首相リオネル・ジョスパンの妻〕の男女平等の運動を支持している。国民議会、銀行や保険会社の役員、病院や研究機関のトップに、女性が充分な地位を得ているとは思えない。私には普遍主義の推進〔フランス共和国の「自由・平等・友愛」という価値観をすべての国民に分け隔てなく適用し、あらゆる差別を否定する立場〕と、共同体主義〔人種、宗教、文化などに基づいた集団の存在や権利を認める立場〕の拒否を理由に、パリテ選挙法〔パリテは同等の意。各政党は候補者を男女同数とすることを義務づける法律〕を否定するエリザベート・バダンテール〔フランスの著名なフェミニスト哲学者〕の立場〔パリテ法は積極的差別政策であり、これはフランスの理念である普遍主義に反すると考える〕は理解に苦しむ。私が化学・製薬企業のローヌ・プーラン社の生物学部門の科学部長であったころ、この企業の役員は三十三名であったが、全員が男性であった。事態に大きな進展は見られない。

女性を社会的に高い地位につけることは、男女格差を是正するだけでなく、企業の経営や国家の運営にとっても有益である。女性の経験・感受性・分析力を活かさないことは、活発で効率的かつ民主的な生活にとって損失であると思う。男女同数を法律によって課すことが望ましくないとすれば、男女平等に行きつくための方法は他にあるのだろうか。あらゆる観点から、女性の社会進出は不十分かつ遅れていると認めざるをえない。唯一の解決策は、法律なのであろうか。

「でも、生命を生み出すのは、我々女性よ」。私の研究室にいる才能溢れる研究者エレーヌのこの挑戦的な発言は、長年にわたって私の脳裏から離れない。彼女が指摘するように、女性だけで生命を生み出すことができるというのは、否定できない事実である。男性が生命の継承に必要なくなったのであれば、男性に残された使命とは何であろうか。男性が女性よりも優れた唯一の点は、戦争によって死者の山を築く能力であり、さらには残念なことに、自らの家庭を破壊する能力である。もっとも、これが優れた点であるかどうかは怪しい。

わが愛情生活の破綻

私自身の恋愛生活は、実に複雑であった。若いころに結婚して、三人の子どもに恵まれた。結婚は、感情を排除して優しい気持ちと理性に基づくほうが長続きするものだと思っていた。妻と私は、子どもをつくり、一緒に育て、平穏でまとまりのある家庭を築きたかった。だが、現実は、我々の理想とは異なった。長い共同生活の後、離婚したのである。

私はドン・ファンのようなプレイボーイではなかったが、出会いの喜びや関係の緊密さを求めて、喜びや優しい気持ち、尊敬の念に基づき、さまざまな女性とつきあった。両親が離婚する際の言い争いが、私の心に傷跡として残っていたので、愛情関係を安定したものにしたかった。私は、静寂で平穏な家庭を築きたかったのだ。告白するが、破局は突如として訪れ、私は意気消沈した。二人だけのディナー、美術館巡り、旅行といった「ちょっとした瞬間」を思い出すことのほうが、いかなる肉体関係からよりも多くの喜びを感じるようになった。少なくとも、私にとっては良い思い出となっている。

年齢を重ねるにつれて、私は日常における美的感覚といったものをつくりあげるようになった。日常における些細なことの繰り返し自体が満足の要素であり、これが私に最大の幸せをもたらすようになった。お互いに愛し合っているいつもの人々と、同じ場所で同じ行動をやり遂げるということが、重要な意味を持つようになったのだ。

かなり以前、私は美しく聡明な女性にこれまでにないほどの情熱的な愛を感じた。この恋愛関係は、両者の知的な暗黙の了解に基づいていた。我々夫婦は破局に至り、私は自殺することも考えた。沈鬱な日々から、なかなか脱け出すことができなかった。

自らのプライベートな生活を赤裸々に語り終わる前に、私はホモセクシュアルではなかったことを告白しておく。もちろん、これは私がホモセクシュアルを糾弾しているという意味ではない。これとは反対に、ペドフィリア（小児性愛）は糾弾する。私自身、少年時代に犠牲者であった。これは今まで語ることがなかったが、忌まわしい記憶となって残っている。私のことをよく知っている人々によると、私は美少年であったという。神父Gとボーイスカウトの指導者は、カトリックの中学の寄宿生であった私に、「場所柄をわきまえない不謹慎な行為」をした。よくある話なのだろうが、彼らが摘発されることはなかった。

ペドフィリアが幻想や制御された欲望にとどまる限り、私は道徳的な観点からの判断を求めることはしないが、それが他者の肉体を支配したり、目的化したりするのであれば、恐ろしいことである。それは、他者に対する拘束であり、お互いが合意した関係ではないのだから、自由とは対極にある行為である。もっとも、こうした考察は、大人同士の関係にも当てはまることがある。

私の道徳的思考では、自分の肉体は他者ではなく自分自身に帰属しているという考えに基づいている。したがって、ペドフィリアを容認することはできない。美少年や美少女を妄想しながらマスターベーションにふけるといった行為自体は、異常だとは思わないし、私はこれを糾弾しようとも思わない。しかし、それが行動に移されたとき、つまり誰かが「実物」でそれを実現しようと試みたとき、すべてはガラリと変化する。他者の肉体を利用することは許されない。言い換えると、自らの肉体の利用の自由は、他者の肉体の自由な利用を意味するのではないということだ。

ペドフィリアの場合には、大人は圧倒的な支配力をもつ一方で、子どもはそれに依存している。してはならないこととは、他者を目的化することである。また、相互の合意がない関係、他者性の尊重がない関係、人間性に対する思慮がない関係は、すべて排除しなければならない。

人間の条件

私とは何者かを語り終わる前に、今日の私は、父から受け継いだ道徳的な教えが自らを築く土台となっていることを、繰り返し強調しておく。いかなる場合でも、父から受け継いだ教えを曲げることはなかった。それは私の行動指針となっている。これまでの人生において、さまざまな出会いを経験し、予想外の出来事や新たな発見から大きな影響を受けたが、私の思想がぶれることはほとんどなかった。私の基本理念が揺らいだことはない。

しかし、これまでに少なくとも二回、私は誤ったと感じたことがある。政治面では、アメリカ軍のプノンペンからの撤退（一九七六年）と、ホメイニ師の権力奪取（一九七九年）である。この二つ〔を歓迎したこと〕に関しては、私は分別を欠いていたといえよう。個人面では、父の自殺に至る心痛を見抜けなかったことと、母を過小評価していたことである。この二つについては、大いに後悔している。

母については、幸い死ぬまぎわに私の愛情や尊敬の念を、母は受け止めてくれたはずだと信じている。

父については、その厳命を遵守しようと努力してきた。つまり、他者に対して理想像を描いてはならず、非人間的な指標によって他者を判断するのではなく、他者をありのままに受け入れ、他者の脆弱性を認めるよう努力してきた。人間は、自らの生活だけでなく、自らを取り巻く世界にも責任がある。なぜならば、それは人間の意思と独立して構築されているわけではないからだ。

ざっくばらんに私の選択を述べると、次の通りである。私の最大の関心事は、他者への配慮であり、これを尊重しなければならないということだ。私は、この目的を達成するための方法について思考を巡らす。これを探求することが、私の人生に道徳観をもたらす。人間的であることと非人間的であることとの違いは、自由であると感じるかどうかにある。したがって、自由という定義が不確かであるとしても、自由を希求することを尊重する際には、道徳的な考察を排除することはできない。言い換えると、ホモ・サピエンスの特徴の一つは、自らの行動のクオリティを評価し、自らの行動に責任をもつ能力である。というのは、ホモ・サピエンスは、自らの行動が自由な選択から生じたものであることを自覚しているからである。自らの行動と他者が要求する自由との間に格差が存在するなら、道徳心をもつ者であれば、きまり悪さや気づまりを感じるはずである。これとは逆に、他者性を配慮した行動なら、道徳心をもつ者であれば、満足感を覚えるであろう。

たった一人の人間という概念は不条理である。なぜならば、人間は、他者との交流から心理的な影響を受ける社会的な存在であるからだ。人間とは、自らの文化性を発揮しながら社会の一員となっている場合にしか、自身の遺伝子に刻み込まれた認知能力を活用できない。他者が存在しなければ、個人は自らの人生の主体となりえない。一人では存在することができない人間は、ある種の価値観によって形成されている存在である。したがって、それは、こうした価値観が侵すことのできないものであることを意味する。自らの存在・アイデア・計画・行動の独自性を考えることができる、精神的な豊かさに恵まれた人間の登場こそが、人間性に満ちた相互主観的な関係をつくりだすための絶対条件であるはずだ。このような意味において他者の価値を認めることは、人間つまり私が唱える人道主義の存在論的な基盤をなす。「自分自身であるためには他者が必要である一方、他者も他者自身であるために私を必要とする」。他者の尊重は絶対的な価値観であり、相対的な価値観ではない。

遺伝子などの生物学的な決定要因が認知能力につながるというのは、科学的には根拠のない話である。認知の共同構築、つまりお互いに価値観をつくり上げることがなければ、人間性は存在しないであろう。社会から隔離されて動物によって育てられた人間の子どもは、人間としての特徴である精神的な能力を発揮することができない。確かに、この子どもはヒトゲノムをもつが、人間化されていない。遺伝的に人間になることができるヒトを人間化するためには、少なくとも誰かと相互に作用し合わなければならない。人間は身近にいる他者との対話を通じてしか、自らの認知能力を十全なものにすることができないのだ。

だからこそ、我々は他者に独自な価値を与えることになるのではないだろうか。自分が人間であり、また自分を自分として認識できるのは、他者のおかげである。よって、他者に価値を置くことは、おそらく利他主義的な道徳の存在論的な基盤であるはずだ。したがって、自らの行動が道徳的に正しいか否かを考察する際には、他者を考慮しなければならない。独自な他者が存在しなければ、今の自分は存在しなかったであろう。そのように他者を気にかけ配慮することこそが、道徳的に正しいことなのではないか。他者を傷つけることや、自分と他者との相互作用を危うくすることは、道徳的に正しくないのではないか。道徳観は、自由という感情に芽生えるが、そこには他者という明白な存在がある。

人間の心とは何であろうか。その答えを、生物学に求めることはできないであろう。しかしながら、生物学は人間の心や文化プロセスを描き出す枠組となっている。「人道的な態度」をつかさどる遺伝子というものは存在しないのだ。

絶対的な価値観と相対的な価値観

現在、あらゆる社会的環境や文化において、ほんの少しでも人間的な価値観を尊重し、これを保護しようとすれば、倫理基盤となる潜在的に普遍的だと考えられるいくつかの原則について、共通の見解を見出さなければならない。だが、これがやっかいである。

ほとんどの思想家は、次のように考える。倫理的な価値観は、場所や人によって異なる。それは、そのときの時代性やそれぞれの社会の知的構成の産物である。確かに、神の啓示に関連した宗教的な道徳を除き、道徳観とは相対的なものなのかもしれない。言い換えると、道徳観は、ある時期における文化や社会にとってしか通用しないものなのかもしれない。「ピレネー山脈を境にして真実が過ちに変わる」とパスカルは語った。相対主義を主張することにより、普遍的な価値観を見出すことを断念するべきなのだろうか。

神という超越者に拠らない道徳のために闘ってきた私は、普遍的な使命をもつ道徳律を見出す必要性を感じている。こうした道徳律だけが、人間をその獣性から脱却させることができる。確かに、他者との関係は不変ではない。それは文化・状況・時代に左右され、多様な様相を呈する。歴史を繙けば、これまでに人間は、現代の我々なら倫理的な観点からとても許容できないことを受け入れてきた。さらには、今日でも受け入れている社会が存在している。

しかしながら、私は、善と悪の規範に関する相対主義には納得できない。絶対的な価値観は存在しないのであろうか。相対主義というでっちあげは、危険であると思う。道徳観が、歴史を経てつくられた各社会固有の産物に過ぎないとすれば、昨日まで考えていたことが、今日は理解不能となることもあるのではないか。だが、それは違う。今から四千二百年以上前に書かれた『ギルガメシュ叙事詩』は、聖書をはじめとする多くの物語の原型と考えられている。『ギルガメシュ叙事詩』の内容は、我々の感覚にきわめて近いが、これはどうしてなのだろうか。

メソポタミアの都市国家ウルクの王であったギルガメシュは、横暴で傲慢な力に秀でた人であった。ギルガメシュは、結婚したばかりの新婦と初夜を過ごす初夜権を、何の制約もなく行使する暴君であった。そこで神は、ギルガメシュの競争相手となるエンキドを造り出した。だが、エンキドは街娼と寝たことによって「人間化」した。エンキドはギルガメシュに決闘を挑んだ。闘いは互角であった。闘いを通じてお互いの間に友情が芽生えはじめた。そして彼らは、手柄を立てるために世界中をさまよい歩いた。しかし、エンキドの節操のなさに怒った神は、彼を殺してしまった。大いに落胆したギルガメシュは、知恵と不死を求めて再び旅に出た。さまざまな危機を乗り超えたギルガメシュは、不死の薬草を手に入れるが、これをヘビに盗まれてしまった。こうしてウルク王のギルガメシュは、自らの限界や死すべき存在であることを悟り、完全に人間となったのである。

この時代には、横暴に振る舞うこと、初夜権を行使すること、さらには節操のない態度は、悪いことであった。我々の時代でも、事情は同じである。友情、勇気、貞節、思いやりは良いことであった。これもまた、我々の時代でも事情は同じである。

別の例としては、紀元前一七五〇年にバビロニアの王が発布したハンムラビ法典には、女性や子どもを貧困・孤独・虐待などから保護しなければならない、と記されている。昔と今では何も変わっていない。

我々の道徳の基盤となる規準が過去には存在しなかった、というのは誤りであろう。当然ながら、「存在論的な」これらの価値観の適用は、人間化するプロセス、社会文化的な現実、技術の可能性と不可分であり、このようにして導かれたさまざまな視点は進化を遂げる。しかしながら、道徳的な思考に共通する見解が存在するからこそ、国際的に倫理問題を討論することができるのだ。

我々は文化的な遺産を利用して新たな道徳規範を打ち立てることになるが、これらの規範は予想される将来を考慮したものだ。しかしながら、実際に行動すべきときには、課せられた規則の規範的な目録に、必ずしも従わなければならないわけではない。我々の役割は、状況を分析して我々の立ち位置を決定することである。その際には、他者の価値観を尊重するという道徳的な根幹に照らし合わせて、我々の行動の結果を顧みることになる。これらの過程を経て、我々の道徳意識に生命が吹き込まれるのである。

公準となるのは、人間の自由を信じることだ。したがって、人間の自由は、神が決めるわけではないのだから、宿命ではない。また、それは遺伝子や環境だけで決まるものでもない。確かに、遺伝子や環境という制約は存在するが、人間は自らの自由を行使することによって、こうした制約を克服することができる。そこで重要となる唯一の信条とは、人間の自由であり、自由に対する信念である。自由は、哲学的な難題の一つであるが、自由に対する信念は、その単語の中身や現実よりもはるかに重要である。

しかしながら、人間は他者との関係という条件によってしか、自由に（そして責任感をもって）思考することができない。誰もが他者を必要としている。ヒトゲノムをもつ存在が人間性を発揮するために唯一必要なのは、互いの尊重である。自他の尊重こそが、悪とは何であり、また善とは何であるかを知らしめることができる。善とは他者に配慮することであり、悪とは他者の犠牲のうえに行なうことのすべてである。

繰り返し述べるが、私の意味する善とは、他者の人間性を自分の人間性と同等に扱い、これを保護する目的から生じるすべての思考や行動である。私の行動がこれらを遵守する場合、つまり、他者の人間性・自律・人間形成の機会にとって必要不可欠であると思われることを保護するのであれば、私の行動や企ては正しい。これとは逆に、他者の人間性の侵害や否定を目的とする行動や企て、あるいは他者への配慮を欠いた行動や企て、他者が喜びや幸せに至る条件を無視して、他者の自律をうながすことに無関心な行動や企ては、正しいものとは言えないであろう。

第2章　自由と尊厳のせめぎあい

尊厳とは何か

考察を進めよう。行動する際の道徳である倫理は、考慮すべき価値観を決定する。そうした価値観の一つが他者に対する配慮である。科学の進歩により、我々の欲望が満たされ、病の効果的な治療法が生みだされたとしても、我々は社会的に拘束されたり、いわれのない烙印を押されたり、道具のように扱われたりする恐れがある。科学の進歩には莫大な金銭が絡んでいるだけに、科学の進歩が逸脱するリスクは計り知れない。技術パフォーマンスの向上によって新たなテクノロジーが実際に利用されて、他者を保護することや改善することに役立っている場合もあるが、道徳面において問題が生じる場合もある。生命に働きかける手段が飛躍的に増えた。したがって、我々は発生する可能性のあるリスクを突き止めなければならない。

道徳および倫理の定義とは何であろうか。「道徳（Morale)」はラテン語であり、「倫理（éthique)」の語源はギリシャ語である。今日、倫理と道徳は、厳密には同義ではない。一般的に道徳とは、善と悪を認識する知恵であり、各自に課せられた要請である。一方、個人的な側面が強い倫理は、「正しい道筋」およびそれをつくりあげる価値観についての考察である。これを職業人に当てはめると「職業倫理（déontologie）」となる。例えば、これは、弁護士、医師、会計士の職業倫理の「規範（codes）」である。道徳は、全員に課せられた使命という意味であるため、普遍的な倫理であるというのが私の解釈である。神という超越者に拠らない道徳を探求してきた私は、野蛮なホモ・サピエンスが人間化する条件とはこの道徳であると思う。倫理は、科学や医学が進歩する際に「正しい道筋」を探求するが、それは道徳的な価値観に依拠しなければならない。何よりもまず、他者の独自性を尊重する必要がある。道徳か倫理のどちらかを選ぶということはありえない。それどころか、現在では倫理をつくる原則を考察する必要性が、かつてないほど高まっている。

新たな生殖医療技術・臓器移植・遺伝子治療が登場している。医療行為における「正しい道筋」を模索する際に、これらの技術革新を人間に応用することが、人間の尊厳を脅かすのではないか、という疑問が生じている。

まずは、人間の尊厳の基盤を明らかにし、それが新たな技術によって脅かされる理由を見極めなければならない。尊厳（dignité）は多義性をもつ言葉なので、その概念を明らかにすることは困難な作業だ。尊厳の語源である「dignitas」とは、主権者や権力を託された人が、勲章や称号として与える名誉を意味した。したがって、本来の意味は格差であり、尊厳は職務や役職に関連した用語であった。すなわち、職務や役職の喪失は、尊厳の喪失につながったのである。

ストア派の哲学では、「尊厳ある態度」は、個人の規律につながる。つまり、自制心、勇気、明敏、忍耐、羞恥心、謙虚、自らの不幸を他者に押しつけない意思、他者の静寂をかき乱さない、ということである。人間は神のイメージに似せてつくられたと信じる者であれば、人間の尊厳について疑問は抱かない。というのは、人間には魂があるが、それが人間に尊厳を与えると同時に、人間固有の権利も与えてくれるからである。

尊厳の現代的な用法は、カントの語義に近い。つまりそれは、尊厳を付与された、金銭的には判断できない存在であるところの人間性である。人間の尊厳には常に注意を払い、これを手段としてのみ扱うようなことがあってはならない。こうした意味で、人間の尊厳は、断固として遵守するべき普遍的な価値観であるといえる。カント学派では創造主との関わりが明らかではないが、尊厳に関する概念についてカントとキリスト教には明白なつながりがある。すなわち、尊厳とは人間性なのだから、それはすべての人々に付与されているということだ。

ストア派、キリスト教、カント学派の、尊厳に関する概念における共通点、それは「職務上の義務（déontologie）」である。つまり、義務を守る人物であることが要求されるのだ。自分の職務をきちんとこなし、逆境においても冷静さを失わず、神の言葉に従い、また他者の肉体を尊重しなければならないのと同じく自らの肉体も尊重することである。これとは逆に、唯物的一元論者や進化論者の考え方では、尊厳の概念は恐ろしく複雑である。

私は尊厳という概念をはっきりさせるために、次のように定義する。人間社会では人間という存在を尊重しなければならないが、このような人間社会の特性こそが尊厳であり、そこには自らの権利を主張することができない人々も含まれる。他者を尊重するというのが原則であり、他者の尊厳を自らの尊厳と区別して考えることはできない。したがって、人間に付与される尊厳については、他者の尊厳を尊重することだけが我々の義務となる。なぜならば、尊厳に関する差別は、許されないからだ。

自らの尊厳を失うのではないかと心配する高齢者や病人については、どうであろうか。仮に彼らの尊厳が失われるとすれば、それは何よりもまず、自分たちは打ち捨てられたと感じるからであろう。他者から完全に無視され、何の同情も得られず、求められることも愛されることもないからだ。寿命が延び、アルツハイマー型認知症をはじめとする神経疾患系の疾病が増加した時代において、我々はこのような事態に備えなければならないのであろうか。こうした人々は、理解力の低下、記憶の喪失、肉体の衰えが顕著となる人生の末期を短縮することによって、尊厳を維持しながら死ななければならないのであろうか。

彼らは監視下に置かれるか、治療を受け続けることになるので、彼らのもつ権利は相対的な概念となる。だが、彼らは絶対不可侵ではないが、人間社会の連帯感という価値は存在し続ける。人間社会という価値観こそが、尊厳という用語を補完するのだ。知的あるいは肉体的に衰弱したとしても、彼らは尊厳という面では他の人々と同等である。もちろん、必要となる費用は無視できないが、超高齢者、介護が必要な者、さらには精神に異常をきたした者たちは、認知能力を完全に失ってしまったであろうという理由から、完全な人間ではなくなったと宣言することは許されない。

彼らの終末期を短縮しなければならないと結論づける我々とは、何者なのであろうか。これこそが、ナチスがベルリンのティーアガルテン四番通りにある司令部の名前からとったＴ４作戦を実行した際の論証形式である。一九三九年から四一年にかけて、数万人の精神障害者が抹殺されたことを、読者は覚えているだろうか。あるグループには価値がまったくないと人間社会が判断を下した瞬間に、あらゆる蛮行が横行し、論証は簡略化される。考える葦である人間が考えることをやめると、人間性は失われ、理性も消えうせる。ヒットラーは、自分が「精神薄弱者」とみなす人々を抹殺することを主張した。ヒットラーは、いわゆる大規模で大胆な優生学を実行したのだ。ドイツ社会のお荷物あるいは脅威とみなされた六万六千人が、非業の死を遂げたのである。その後、Ｔ４作戦はキリスト教会の反対によって中断された。

我々はこうした「公衆衛生」を思い起こす必要がある。我々は常に警戒をおこたってはならない。我々が高齢者に対してとるべき態度とは、知的能力が衰弱した者や自律が制限された者も含めて、すべての人間は生まれた時点から尊厳や権利において同等であり続けることを、再確認することだ。彼らの尊厳は、これまでと同様に完全に保護され続ける。人間の尊厳は変化しない。変化するのは我々の視点である。

不可知論者で進化論者である私にとって、尊厳は超越的な価値ではない。それは、社会で暮らす人間がつくり出す理念であり、人間であるための条件である。つまり、道徳的な考察の存在論的な基盤をなす、他者との平等な相互関係の尊重の賜物である。各自は自らの肉体を自由に行使できる。人類は太古の昔から、他者との関係を修正するために自らの肉体を利用してきた。

社会すなわち共通の道徳に照らし合わせると、自身の肉体の行使に関する合法性とは何であろうか。抑圧的な社会もあれば、寛容な社会もある。各自が自らの身体の支配者である場合には、売春や性転換手術は、現実的な自律を表明する機会でもあるのだろうか。自分の身体をさまざまな形で利用する際には、他者の感受性を尊重するべきであろうか。ミニスカートや浜辺のトップレスは、話題のタネになってきた。こうした流行が、あるグループのメンバーの自律を反映しているとしても、アイデンティティの要求のあり方によっては、他者への侵害となりうるのではないか。つまり、個人の自由の尊重と他者の感受性の尊重との境界は、どうなっているのであろうかという問いである。

自由はどこまで認められるか

ここで「自律の尊重」という概念の限界が登場する。他者の尊重の原則と相いれないような行動は許されないが、誰もが自分の思うままに自由であるべきだと私は思う。では例えば、小人症の人物が見世物になりたいと願い出た場合や、ある人がポルノグラフィーのモデルの仕事に従事したいと願い出た場合は、どうなるのであろうか。

小人症の人間の見世物については、一九九五年十月二十七日に国事院〔政府の諮問機関、行政裁判における最高裁〕が判決を下した。モルサン＝シュル＝オルジュの市長は、その街のディスコでおこなわれていた「小人症の人間を大砲から発射する」見世物を禁止した。これは一九四五年十月十三日の見世物に関する政令に該当する特別に規定された公序良俗ではなく、市町村が定める一般条例の第一三一条の第二項で規定された公序良俗に反するからであった。このような措置が見世物に適用されることについては、公共の安全を保障し、公共の秩序の混乱を未然に防ぐことを目的としている場合は、市民の理解は得られている。しかしながら、市長がこうした見世物を禁止した理由は、公共の秩序といった理由からではなく、人間の尊厳の尊重を侵害する恐れがあるという理由からであった。

一九九五年のモルサン＝シュル＝オルジェにおける判決からわかるように、国事院は、人間の尊厳の尊重は公共の秩序の構成要素でなければならない、と考えるようになったのである。あらゆる服従や人間性の剝奪といった行為から人間の尊厳を保護することは、すでに憲法委員会が憲法上の原則に掲げている（一九九四年七月二十七日の決定 n°94-343/344DC の一〇〇ページ）。また、一九五〇年十一月四日の「人権と基本的自由の保護のための条約（欧州人権条約）」の第三条によっても、「非人道的な刑罰や待遇、人間の品位を傷つけることを禁じる」と定められている。よって、国事院は、人間性の尊重は公共の秩序を保つ要素であり、市町村の公序良俗を維持する当局は、地域的な特殊事情を考慮しなくても、これを侵害する見世物を禁止することができると判断したのだ。

見世物が人間の尊厳を侵害するという理由から、国事院は、人々の良識を混乱させる恐れのある見世物を禁止する行政権を市町村に与えた。つまり、国事院は、公的秩序を「具体的かつ外面的」に定義することはできないが、公的秩序には公的権力によって尊重させなければならない人間という概念も含まれる、という見解を示したのである。しかしながら、国事院は、行政当局が公序良俗の領域を幅広く解釈することがないように配慮したため、公共の秩序を保つ概念要素としての、公共の道徳心については触れなかった。

尊厳に対する法的な規準を増やすことは自由を殺すことであり、人間の自律に反するのではないかと考える者もいる。こうした考えを支持する者たちは、ベネトン社のポスターの例をもち出す。その経緯は、次の通りである。一九九六年五月二十八日にパリの控訴審の第一小法廷は、ベネトン社の宣伝キャンペーンが人間の尊厳を侵害するとした、いわゆる「ベネトン判決」を下した。一九九三年の秋の宣伝キャンペーンで、ベネトン社は、写真家オリビエーロ・トスカーニが制作した人間の臀部、下腹部、上腕に「HIV positive」〔HIV陽性〕という刺青が入った三種類の広告ポスターを配布したのである。

二〇〇九年四月二十二日、「死刑反対同盟」と「仏中団結」という中国の民主化を支援する二つの団体が訴えをおこしたことを受け、パリの裁判所は、スピード審理によって「人体に対する不正な侵害」であるとして、「我々の体、開かれた人体」（Our body, à corps ouvert）という人体標本展〔人体の標本は中国人であった〕に対し、中止命令の判決を下した。判決には、こうした標本展は人間の尊厳を侵害するとして、次のように明記された。「死体を個人的に所有することは違法である」、「死体および死体の部分は、埋葬ないし火葬されるべきものであり、そうでなければ公益法人の科学コレクションとなるべきものである」、さらには「法が定めた死体を安置する場所とは墓地である」。判決には、次のような記述もあった。「標本展が人体を商品化することは、敬意を払うべき人体に対する明らかな侵害である」。さらには「教育的な観点から、この標本展の非合法性は明らかであり、許容できない」という記述もあった。

前述の三つの事例に関する裁判所の判決は、キリスト教‐カント学派の倫理義務的な観点と、他者の尊重を制限することによる個人主義的な側面との、境界ラインにおいて尊厳の意味を解釈している。今日、このような問題は、哲学界、法曹界、倫理委員会の間で活発に議論されている。だが、こうした裁判所の解釈は、根拠がない規範的なものとも考えられる。実際には「発射される小人症の人間」がこの見世物のプロデューサーであり、彼はこれで生計を立てていた。この人物にそうした生き方を禁じることは、彼に対する差別なのではないだろうか。普通の身長の人物であれば、サーカスで人間ロケットを演じたり、アクロバットのグループに参加したり、空中ブランコを演じたりしても何の問題もない。

ベネトンの広告ポスターの場合は、エイズ患者に対する差別というよりも、実際に処罰の対象となったのは、公序良俗を理由にした裸体のイメージだったのではないか。世界中で数千万人の人々が、エイズ患者を支援する「レッドリボン」を着用しているではないか。「人体標本」の展示禁止は、人体解剖の図版が掲載された本などが一般に市販されていることと、矛盾するのではないか。さらに、フランスの博物館には、皮をはいだ人体模型や解剖図が展示されている。これらの標本の一部は、死刑囚の人体を利用していることもわかっている。

前述の考え方を要約すると、次の通りである。尊厳は、自由で自律した個人という考えに対する脅威である。尊厳は、絶対的・拘束的・外部法規的な規範である。尊厳という意味は曖昧であり、自律という意味は明確であるので、尊厳は自律と相反する概念として否定される。この考え方では、他者の自由を脅かすことがなければ、個人の自律の表明が妨げられることがあってはならないことになる。自分の肉体から自由である者はいない。私の自律が理性的に保障され、私が他者の価値観を尊重するのであれば、いかなる外部権力であっても、私に代わって私の行動に関する尊厳を評価することなどできないということになる。

要するに、「尊厳」という用語の使用は、用語自体の概念と、その誤った利用から生じるずれとの間で混乱が生じているために、複雑なのである。しかしながら、実践から生じるずれは、尊厳が依拠しているとみなされる原則の信頼感を失わせているわけではない。愛は売買され、隷属化し、消滅したと嘆いたとしても、我々は我々の語彙から愛という用語を消去しなければならないわけではない。

フランスの公共の建物の正面には、「自由、平等、友愛」という文句が掲げてある。だが、我々国民の間には所得面で大きなばらつきがあり、人間関係における友愛は一目瞭然とは言い難く、自由を獲得する手段がない者たちは、自由を賛美することができない。では、こうした麗しいスローガンは引っ込めるべきなのだろうか。

実際には、本質的な尊厳の基準を削除すると、危険は覆い隠されてしまう。尊厳を乱用することのほうが安全なのである。まず、権利を要求したり権利を守ったりする手段をまったくもたない人々の権利が、危機に陥る。ここで言う権利とは、我々道徳心をもつ理性的な主体者がお互いに認め合うべき、彼らに対する義務である。

言い換えると、孤児、独居老人、孤立した病人に対する社会の義務とは、論拠のない単なる約束事ではなく、あらゆる人々が暮らす人間社会に結びついた人間という存在の特別な特性に基づいたものである。ロベルト・ムージルの小説のタイトル（『特性のない男』）を引用すれば、尊厳のない人物とは、特性のない人間であり、実際には権利を持たない人物である。尊厳は連帯感を導く。「すべての人間は、尊厳と法律において生まれながらにして自由で平等であり続ける」ことを認めるのであれば、つまり、他者が自分と同じ特性をもつと考えるのであれば、状況に応じて他者への配慮が必要とされる。尊厳は自律と相反するものではない。尊厳は権威への従属の源泉ではない。逆に、尊厳は、誰かの尊厳に疑念が生じたからという理由で、その人物が差別されることを禁じる。

安楽死は自由の行使ではない

安楽死という単語を口にしただけで、終わりのない議論がはじまる。安楽死というテーマに対する関心は強く、意見は分かれ、議論が高じて怒り出す者も現われる。なぜ安楽死に関する議論は感情的になり、法制化が要求されることになるのだろうか。安楽死というテーマは、あたかもこれまで放置されてきたかのようではないか。なぜ早急に結論を出す必要があるのだろうか。

メディアは、安楽死の問題を、テレビ番組や新聞・雑誌などを通じて定期的に取りあげている。世論のこうした関心は、安楽死に関する議論を混乱させている。安楽死の劇的な事例（交通事故によって四肢麻痺となった若者、ヴァンサン・アンベールの事件や、ひどい痛みをともなう、きわめて稀な後天的な悪性腫瘍に悩まされたシャンタル・セビレの事件）により、我々の考察の道筋が妨げられるようなことがあってはならない。

まず用語を理解することからはじめよう。安楽死（euthanasie）とは「良い死」という意味である。euthanasie の語源はギリシャ語で、eu は良いという意味、thanatos は死という意味である。最初にこの単語が使われたのは、一六〇五年のフランシス・ベーコンの著作においてである。ベーコンは、医師は診療の治療的な側面だけを重視するので、患者の苦痛を軽減することや、瀕死の患者に付き添うことを忘れていると叱責した。ベーコンは、安楽死を医学の方法として利用するだけでなく、安楽死によって魂の救済を考えるべきであると主張した。

病院での医師としての経験や、悲劇的な事態に陥った患者やその家族と職業上のつきあいを重ねてきたので、私の立場は通り一遍のものではない。私は個人的にもしばしば辛い経験（父の自殺）を重ねてきたので、死にたいと思う瞬間が訪れることを心得ている。

私の切なる願いは、二つの相いれない立場の間で生じる、視野の狭い衝突から脱け出すことである。それは賛成・反対の両陣営に分かれておこなう感情的な議論である。つまり、尊厳をもって死ぬという最後の自由という考えがある一方で、いかなる状況においても生命は神聖であるという考えがある。こういう二項対立に基づく解決不能な議論を、打ち破ろうではないか。

最後の自由として死ぬ権利を提示することは、誤った道筋である。死ぬのはあたりまえのことであるが、死を与えるのはあたりまえのことではなく、自らに死を与えることは、さらにあたりまえではない。自殺幇助に賛同する者たちは、各自が自ら行使できる「最後の自由」を声高に主張する。ストア派の哲学者が説くように、死ぬまで自らの支配者であれ、という主張である。こうして、自殺する権利を持つことが容認されたのである。

確かに、患者は死を要求することによって、自らの自由意志を発揮できる。しかし、ほとんどの場合、死を要求するのは、人生が耐えがたくなった人や、命を絶つ以外に方法はないと考える人々である。彼らが言うことは、常に正しいのであろうか。ほとんどの場合、自殺する人々は、自殺以外に方法がないと考えている。父の場合は、自殺する前に知人や家族の誰かに会っていれば、行きづまったと「考えたこと」に対して、父は別の視点を持つことができたのではないか、と私は自問し続けてきた。

恐ろしいほどの痛みに翻弄されるとき、自由はどこにあるのか。安楽死や自殺幇助を要求せざるをえない状況とは、ほとんどの場合、自由な状況であるとは言えない。何よりもまず、「本当の選択が可能となる状況を復元すること」が、必要不可欠である。

自殺を考えるほどの激しいうつ状態にさいなまれている患者は、自由であろうか。さらには、オランダの場合のように、安楽死を願い出る患者は自由であろうか。イギリスの事例からは、痛みを一時的に緩和する治療を施したり、多くのボランティアが患者に付き添ったりすることによって、安楽死を求める患者が急減したことがわかっている。アメリカでも同じテーマの研究がおこなわれたが、対症療法が充実しているときには、安楽死を求める患者はほとんどいないことがわかっている。

私は安楽死と「尊厳死」との結びつきを、死ぬまぎわまで拒否するであろう。「尊厳死」を主張する者は、尊厳死とは逆の「ふさわしくない死」を迎える可能性を、我々に示唆したいのであろうか。人は死にたいと思うほど、自らの尊厳を自分自身で疑うことができる。社会からこのようなイメージを追い払うべきではないが、安楽死を法制化してはならない。若くもなく、就労者でもなく、生産的でも消費的でもなくなった個人に対して、我々の社会がそれとなく下す結論とは死ぬことである。さきほど言及した自由と尊厳の場合と同じく、尊厳という用語は、熟考されずに誤って用いられることが多いので、要注意である。

尊厳をもって生きる権利とは、尊厳の意味を最大限に解釈して尊厳死を認めるよりも、人間的で社会的な責任感をともなうものなのだ。

だが、尊厳を失って死ぬ人々が存在するのではないか。例えば、超高齢者、アルツハイマー型認知症の患者、精神錯乱者などである。尊厳は、数量としてとらえることができない。さらに、安楽死の要求が、役立たずになることを恐れる人々からもちあがったのではないか、ということを検討する必要がある。彼らに、役立たずは死んだほうがよいというイメージを流布させているのは、社会である場合が多い。安楽死の要求は、高齢者を経済的に無益な存在と結論づける傾向を持つ、本質的に物質偏重の社会から生じる。これこそが、一九四〇年から四一年にかけて精神薄弱者や精神錯乱者を迫害した、ナチス体制の論拠であった。

自殺や安楽死を要求することは自由であるとする考えを、叩き潰す必要がある。こうした「最後の自由」は、個人の自由であると同時に、共同体の禁止事項であり続けるべきである。死ぬまぎわまで人間の尊厳や対話を推進する際には、文明とは何かという問題がもちあがる。今日の緊急課題は、救急医療、ガン治療、老人医学など、人々が死を迎える人生末期の医療サービスにおいて、「正しい診療行為」を導入することだ。また、患者が心の奥底で熟考さらには瞑想できる状況を確保するべきである。具体的には、人々の価値観、愛着、権利などを重んじることだ。もちろん、死を迎える人々だからといって、社会的な義務が免除されるわけではない。

苦悩を抱きはじめた患者を死に追いやる「誤った診療行為」を看過していてはいけない。また、医療サービスとしての安楽死や、自信に満ち溢れた医学にとっては治療の失敗というスキャンダルに終止符を打つための安楽死が、かなり意識的におこなわれているが、こうした行為は当然ながら容認できない。

個人的には、殺人行為の禁止に関する新たな例外を列挙することになりかねない法律には、大いに警戒しなければならないと思う。安楽死などの常軌を逸したあらゆる願いを厳禁するとした、二〇〇五年に可決されたレオネッティ法には、苦痛の軽減、患者の負担が大きすぎる治療の中止、対症療法の組織的な実施などが盛り込まれた。苦痛の軽減を目指す医療が充分に実施されているとは言い難く、苦痛の軽減だけを目指す対症療法の実施数もきわめて少ない。こうしたアプローチが一般的に認知されていないことも認めざるをえない。レオネッティ法の遵守は政治的な約束である。

さまざまなケースを想定して法律を施行しても、法律が適用されないケースは登場する。だが、法律によって同胞を殺すのを禁じることに関して、新たな例外を予見する必要はない。同胞が直面する、医学的な見地から解決策がない悲惨な状況に陥った際には、法律はその人物に人間的な理解を示せばよいのだ。この場合、訴訟を起こして話し合うほうが、法律を適用するよりも優れている。というのは、法律は「安楽死の例外」を利用しようとするあらゆる人々を、予見的な形でカバーしなければならないからだ。患者を死ぬまで眠らせておくことと、患者に致死量に至る薬物を投与するのでは、行為は異なる。医師の目的は、生命を断ち切らないことではない。医師は、苦痛を緩和させなければならないのだ。

死を与えることは、常に法律違反である。例外的な状況を扱う際には、司法が特殊な手続きに従って許可を与えるべきである。アンベール事件の場合〔四肢麻痺となったアンベール氏は、シラク大統領に死ぬ権利を要求する手紙を書いたが、大統領は安楽死を許可しなかった。その結果、アンベール氏は母の幇助で自殺した〕のように、当局はすでに安楽死を希望する訴えを退けることにより、英知を発揮することができた。いずれにせよ、どのような例外であっても、それが原則として容認されることを正当化してはならない。

私自身の死については、自らの知的機能が失われたのであれば、生命を断ち切りたいという思いから、最終的な手段に訴えることもありうる。だが、私は社会に対して私の選択の幇助あるいは支持を要求したり、法律に訴えて自らの決定の責任をとるように要求したりすることはしないだろう。

性衝動とペドフィリア（小児性愛）

他者との関係において、性の衝動の現われ方は人それぞれであってよい。当然ながら、国民の性行動が、無償に基づくものであれ、有償に基づくものであれ、社会が口を挟むべき事柄ではない。しかしながら、この観点からの個人の自律に関する考察は、避けるべきではない。まず確認事項として、意識ある大人の間での合意に基づいた性行動の自由な選択は尊重されるべきであり、いかなる道徳規範であっても、これを裁断することはできない。言い換えると、同性愛や異性愛をはじめ、いかなる性愛嗜好であっても、当事者が「従属的な状況」に置かれているのでなければ、社会が口を挟むべき事柄ではない。

風俗習慣は、時代ごとに異なると同時に、国によっても異なり、国民の間でも異なると言われている。したがって、道徳とは相対的なものであると考えられる傾向にある。これは、我々の時代では流行になっている考え方だ。しかし、そこからは何も導き出すことができない。お互いに共通する価値観をつくりあげることはできないし、価値観は激しく変化するという理由から、何事も禁止することができなくなる。よって、すべてが認められてしまうことになる。

しかし、他者の尊重という原則に基づいた道筋は存在する。重要なことは、他者を尊重することである。行動を選ぶこと、つまり行動を決定する際には、事前に自分に対して単純な問いかけをするようにする。配偶者、隣人、同僚、上司、友人、さらにはすべての人々を傷つけない態度や行動とは、どのようなものであろうか。誰かが教会、モスク、寺院をトップレスの姿で訪問したら、いったいどうなるであろうか。ヌーディズムの愛好者専用のビーチであれば、女性がトップレスになり、さらには真っ裸であっても、気分を害する者は誰もいない。フランスでは、一九六〇年代にミニスカートをはくことは、挑発的な行為であったが、今日ではほとんど誰も気にとめない。

しかしながら、裸に近い身なりの人物が突然私のオフィスに飛び込んできたり、あるいは単に路上をうろつくだけでも、自身の自律を正当に表明しているとは見なされない。これが精神病の兆候ではなく、単なる奇抜な思いつきであったとしても、同じことである。人間は相互に影響をおよぼし合っている。人間は、自分を取り巻くあらゆることに無関心な「ゾンビ」ではない。したがって、尊重しなければならない自由と、その自由が他者の自由を損なう限界ライン、とくに性の自由を公に表現することについては、把握することが難しく、時代や文化によって異なる相対的なものである。仮に、地球温暖化が進行し、我々が暮らす地域の気候が酷暑となった場合には、人類誕生後の初期のように、腰蓑だけ、あるいは真っ裸で暮らすことが流行になるかもしれない。すると誰もアダムとイヴのような格好に驚かなくなり、真っ裸でいることは奇行ではなくなる。

だからといって、目の前の問題が解決されるわけではない。理性と欲望が入り混じった現実の人間のなかには、ある種の露出狂のような願望を抱く者も現われる。もちろん、このような行動は社会的に容認できない。露出狂の人物は、一九九八年六月十七日に施行された「性的な侵害の防止・抑制ならびに未成年者の保護に関する法律」によって罰せられることになっている。性犯罪者を対象とするこの法律では、犯罪者は釈放された後に、再犯を防ぐ目的から、矯正プログラムを含む社会司法追跡調査を受けることが義務づけられている。

少なくとも瞬間的な性的興奮を得るために、見知らぬ人や公衆の面前で生殖器をさらすという行為は病癖である。露出狂の人物には、ストリップ・ショーやヌーディズムにはまったく見られない病理行動がある。彼らには、性的興奮を得るために、とくに子どもや未成年者を驚かせたいという抗いがたい欲望がある。性行動が第三者に対する生殖器の露出である場合には、その人物は刑法の対象となる。

ペドフィリア（小児性愛）について再び語る。完全な自由を支持する者たちは、これを擁護している。私に言わせれば、ペドフィリアは糾弾すべきである。なぜならば、大人と未成年者との性愛関係には、バランスもなければ同意もないからである。仮にこうした愛情関係に相互の喜びがあったとしても、もっともこれはかなり疑わしいが、同意は強制されたものである。現実には、年齢、経験、金銭などが影響している。このような支配力は、アンバランスな関係を生みだすため、絶対に容認できない。ひとりの大人の意志だけに服従する子どもの自律を、どうやって保障できるだろうか。尊厳を尊重するためには、決して人間を道具化してはならないが、これは、子どもや服従関係にある大人との性行為を全面的に否定することを促す。

性的な関係において考慮すべきもう一つの側面とは、「意見を変えることの自由」である。お互いに同意した大人がサドマゾ（ＳＭ）を楽しむことが、これを例証している。ＳＭの愛好者は、

ＳＭプレイが生み出す苦痛から大きな快楽を得る。お互いに同意した大人がＳＭに熱中するのは、彼らの遊びが破壊に至ることがない限り、自由である。だが、これが原因となった後遺症が不可逆的な影響をもつようになる場合には、こうした性愛嗜好は容認できない。最初はＳＭ行為に同意したとしても、その後に後悔することもありうる。自由とは、意見そして快楽を常に変えることのできる自由である。あらゆる破壊は不可逆的であり、これは人間の保全を侵害する。

文学作品を繙けば、ヴェネチアのプレイボーイであるカサノヴァとサド侯爵の違いである。カサノヴァが快楽の追求に身をささげた一方で、サド侯爵は他者への配慮がない快楽は存在しないと主張した。

肉体関係の基盤には、自らに対する責任と、他者に対する責任が存在する。誠実さ、相互の対等性、他者への配慮は、道徳的な性的関係におけるキーワードである。

ブルカとトップレス

露出狂、パートナーの人間性を無視した他者の肉体の道具としての利用、人間性の劣化、ＳＭプレイにおける人間関係について語った。では、これらはイスラムの女性が着用するブルカやニカブ〔イスラム世界などで女性が着用するヴェール〕に関する議論と、どのような関係があるのであろうか。フランスなどの脱宗教国家では、公共の場所でブルカやニカブの着用が禁止されることもある。

過剰に見せて驚かせる露出主義だけでなく、過剰に隠すことで驚かせる反露出主義も存在する。両者にはかなりの共通点がある。自分の影響下にあるパートナーに対して全身を覆い隠すような服装を課すことは、サディスティックな行為だと私は思う。女性が自分からこうした服装を身につけるとすれば、それはマゾヒズムに近い。

ある女性がブルカやニカブを着用したいのに、彼女の意志が妨げられることは、自律の面から考えておかしいのではないか、という意見もある。当然ながら、彼女がそれを望んだのか、または彼女がそれを、例えば夫や兄に強制されたのかを証明することは不可能である。しかしながら、宗教、文化、さらには政治などのあらゆる慣行から分析すると、それは、思想や行動を用心深く操る各自の自己が発露したというよりも、社会や環境からの影響のほうが大きいことがわかる。

相対主義の潮流にある西側諸国の社会では、判断を下すことを慎む傾向にある。放任主義を決め込む我々は、関わり合いをもってはならないのだ。つまり、ブルカを着用する女性は、我々とは同じ風習をもたず、ブルカを着用する必要性を感じているのだと結論づける傾向にある。しかしながら、少女の女性器切除や女性に教育や医療を施さないといったことを容認してきたのも、相対主義である。

自他尊重の概念という道徳的な思考の絶対法則に従えば、男女差別はあってはならない。ブルカは女性抑圧のシンボルである。アフガニスタンのタリバン政権では、ブルカの着用が義務づけられていた。それは、男性が女性を支配する象徴であった。

ブルカの支持者によると、それは男性の欲望から女性を守る手段であるという。フランス共和国では、このような服装は男女同権という概念に抵触し、女性の社会的な地位が問われることになる。男性も女性と同じように、過剰に隠す服装を着用しないのであれば、理想とする社会像が否定されるに等しい。つまり、我々の社会像とは、同じ社会で暮らす男女は、共通の活動をおこない、共に働き、社会的な空間を共有するものである。男女の存在を性的な関係だけに閉じ込めるべきではない。ブルカは実際のところ、男性が抱く巨大な欲求不満と解釈できる。こういう欲求不満が、女性に対するしつこい態度や性的な暴力につながるのだ。これは、女性を犠牲にして成り立つ社会的、宗教的な病理徴候である。

ブルカ着用禁止の法制化に反対する者たちは、次のように反論する。「ブルカのような拘束的な服装は、女性にとって抑圧的であることには間違いない。もちろん、我々はこれを糾弾する。しかしながら、我々は、現在でもキリスト教関係者が身につけているヴェールやコルネット〔修道女のかぶる頭巾〕も、糾弾しなければならなくなるのではないか。我々は、キリスト教の修道士が身につける、人間性を疎外するショッキングな服装にも反対である。しかし、我々は、修道士が修道院から外出することを阻止しようとまでは思わない。これと同様に、我々は、ブルカを着用する女性が公共の場所に出られなくなることによって、彼女たちの境遇がさらに悪化することのほうを恐れる」。

パブリック・スペースにおけるヌーディズムと露出狂には類似性があるように、この類似性は反露出主義に関する難しい論争の核心を浮き彫りにしている。その理由は、我々の社会では、ブルカを着用する女性はトップレス姿の若い女性よりも、扇情的とみなされる可能性もあるからだ。

後者の場合には、トップレス姿にウキウキする男性諸君の自制心が証明されるだけであるが、前者の場合では、ネガティブなセックス・シンボルと、男女間の本当の平等を否定するイデオロギーを推進する暴力的な布教が、組み合わさったものとみなされるからである。つまり、男性を罪から保護することが重要である一方で、女性をその罪を引き起こす役割に押し込めることになる。もちろん、男性はむやみに性欲など抱かない純粋な心の持ち主かもしれないが、女性がブルカを着用すればとりあえず、男性はどの女性にも欲望を抱くことができない。女性がブルカを着用する代わりに男性には、罪を引き起こし不純で人間性に劣る女性に対する支配権と所有権が付与される。したがって、女性は子供をつくるだけのモノとみなされてしまう。「人類の一部は汚らわしい集団である」とのメッセージを掲げる、広告塔のような人物が歩き回ることは容認できない。ところが、これが多かれ少なかれブルカが意味することである。したがって、人類の半分近くの人々を毀損する反露出主義とは、禁止すべき扇情であるとみなすことができる。

売春という「職業」

売春は人類最古の経済活動の一つであり、大規模におこなわれている売春については、活発な議論がある。この議論に加わる前に、私の基本的な公準を再び示しておく。同意した大人たちの性行為について、仮にこうした行為が商売であったとしても、社会は、道徳に基づいた規範的な判断を下してはならない。もちろん、この問題について誰かが個人的な意見を表明してもかまわない。私は、自分の子どもたちが売春にかかわりを持ったとすれば、父として深く悲しむであろう。

ここで問題となるのは、合意の真正性である。売春に従事している人は、就労することができた数ある職業のなかから売春という職業を選択したのであろうか。実際に、売春は、数ある職業のなかから本人のセンスや嗜好に応じて選択されたものである、とする意見を完全に退けることはできない。それは金を稼ぐ手段の一つであり、女性のなかには、この職業に熱中している者もいるという意見である。

大方の娼婦には、自らの尊厳を自分自身で評価する判断能力がないと考えることは、彼女たちの成熟した精神と意識を疑うことになる。よって、その人物の自律の成熟度ならびにそれに付随した尊厳に異議を唱えることになる。しかし我々は、娼婦が自分の身体を売るという行為を完全に自由な状態で選択した、と主張できるだろうか。売春行為を自ら進んで意識的に選択したごく少数の者たちを除き、ほとんどの娼婦ないし娼夫は、暴力と抑圧に虐げられた現代の奴隷であると認めざるをえない。ヨーロッパの繁華街には、ガーナ、コソボ、ルーマニア出身の数多くの若い女性たちが徘徊している。身分証明書を取りあげられた彼女たちは、恐ろしい衛生環境で暮らしている。このような光景から、彼女たちが拘束されてこの職業に就いていることは明らかである。ほとんどの場合、彼女たちには売春以外に、職業の選択肢はなかったはずである。

自らの魅力を売り物にする男女に襲いかかる恐ろしいほどの抑圧を思えば、セックスの道具として利用される身体は、他の仕事道具とは異なることがわかる。女性の場合は、なおさらである。

ヒモや顧客に服従する彼女たちは、完全に犠牲者である。彼女たちを罰することなど、できるであろうか。

顧客を罰するべきだという意見もある。その理由は、娼婦の経済的な困窮を利用する彼らは、自らの性欲の一方的な満足のために、彼女たちを隷属させているからである。また、売春自体が処罰されるべきであるという意見もある。しかしながら、売春に従事する者たちを告訴することは正当化できない。彼女たちが犠牲者であるのならば、処罰ではなく、彼女たちを救うべきである。一方、彼女たちは売春という職業を自ら進んで選んだのであり、我々とは異なる社会で暮らしているのであって、彼女たちの商売によって我々の人間共同体が劣化しているのだとすれば、これは前述で批判したように、尊厳という概念を誤った意味で使用しているので、そのような結論に至るのだ。

売春に反対することとは、人間の不正取引を妨げることであり、この世界に埋没した女性の声に耳を傾け、彼女たちを支援することである。また、不正取引の関係者を追い詰めることであり、彼らを正直な商売人とみなさないことでもある。窃盗と同様に、人類最古の職業である売春を、この世から一掃することはできないであろう。だが、売春を合法化して組織化させる理由など、まったくない。

性転換へのあまりに単純な回答

まず、ここで語る性転換とは何かを述べる。性決定は、染色体、ホルモン、受容体、個人の心理状態という四つの要因に依存している。通常、これらはバランスがとれている。染色体については、すべては受精の段階で起こったことである。卵子が精子のY染色体によって受精される場合は、男の子が誕生し、精子のX染色体によって受精される場合は、女の子が誕生する。次に、その他の遺伝子（まずY染色体にあるSRY遺伝子）が、未分化の生殖腺を精巣あるいは卵巣に分化させる。その後、分化した生殖腺は、性ホルモンを分泌する。精巣であれば男性ホルモン（テストステロン）、卵巣であれば女性ホルモン（エストロゲン）である。男性ホルモンにより、ペニスが形成され、陰のうに精巣が垂れさがる一方で、女性ホルモンにより、外陰部や膣が形成され、思春期には乳房が膨らむ。こうしたホルモンの分泌が適切におこなわれることがきわめて重要となる。

しかし、機能障害が起きると、性決定が明確にならない危険性がある。男性の場合には、精巣は形成されるが機能しない。ある種の酵素が合成されないために、男性の人体にとって非常に重要である男性ホルモンが欠乏する可能性もある。また、胚の組織が、ホルモンを感知する「受容体」と呼ばれるある種の分子をもたない場合もある。例えば、男性の場合であれば、ペニスというよりもむしろ大きなクリトリスに似た生殖器が発達し、逆に女性の場合では、ペニスのような肥大したクリトリスとなる場合もある。男性ホルモンをまったく感知しない細胞組織により、精巣が女性化する。こうした症状をもつ男性の生殖器は女性化する。

これは肉体的な外観であり、精神面からの考察も忘れてはならない。つまり、個人の肉体的な外観とは関係なく、本人が望む性別である。これは、心理的な性別と呼ばれているが、各自が自分自身について抱くイメージに基づいた理想像である。この理想像により、特定の欲求が生じる。自分を女性だと思う性転換願望の男性は、男性との関係を「異性関係」とみなす。これは、ホモセクシュアルにおける心理メカニズムとは大きく異なる。

性別を変えたいという欲求は、少なくともギリシャ神話に登場するテイレシアースにまでさかのぼる。散歩していたテイレシアースは、二匹のヘビが交尾しているのを見つけた。彼は、ヘビ同士を引き離し、メスのヘビを殺した。すると彼は、女性になってしまったのだ。女性として七年間を過ごしたテイレシアースは、八年目にまたしても二匹のヘビが交尾しているのを見つけた。今度はオスのヘビを殺した。するとテイレシアースは、男性に戻ったのだ。それからすぐ後のことである。ゼウスは、セックスの際には、女性のほうが男性よりも大きな性的快楽を得ると断言した。だが、ゼウスの妻ヘーラーは、正反対のことを主張した。そこで両方の性を経験したことのあるテイレシアースの意見が求められたのである。テイレシアースは、ゼウスの主張するように、女性の性的快楽は男性よりも九倍も大きいと述べた。自分の判断を「盲目的」だとけなされたために怒り狂ったヘーラーは、テイレシアースを殴って失明させた。テイレシアースに視力を回復させることができなかったゼウスは、彼を慰めるために予言力と鳥の言葉がわかる能力を授けた。

ギリシャ神話から我々の時代に至るまで、性転換に基づくこうした伝説では、自分とは反対の性に対する欲求について考えをめぐらせている。女性が男性になりたい場合や、あるいは逆に、男性が女性になりたい場合には、その願いが叶わない限り、その人物は悲嘆にくれることになる。しかし残念ながら、その願いが叶ったとしても、その人物は悲嘆にくれる場合が多いのである。

性転換は、議論の対象となっている。社会は、身体を本人の心理的なイメージに適合させるために修正するという欲求を、容認するようになってきた。フランスでは、このような手術を受ける人の数は、数百人から千人くらいである。外科技術の発達とともに、性転換は容易になってきた。性転換を望む人々が増え、さらには医師がこうした可能性を実現するサービスを提供するようになったため、自らの肉体に不満で性転換したいという欲求をもつ個人の自律とは何か、という問いが生じている。インターネットなどを通じて性転換を約束する外科医のおかげで、美容面さらには機能面での成果が広く認知されるようになり、自分の外観を修正したいという欲求が生じるようになった。

実際の性と自分の考える性が一致しない場合、その人物の生きづらさは尋常ではない。性転換を願う者に対して手術成果の素晴らしさが吹聴されるだけに、治療によって彼らの苦悩を軽減できない場合も生じている。性転換手術を希望する男性には、女性ホルモンが投与されるため、乳房が発達する。彼らは女性のようなふるまいに慣れる。性転換手術を希望する女性には、逆のことがおこなわれる。性転換に対する欲求に「便乗」すれば、フランスや外国の私立病院は、うまく儲けることができる。

フランスでは長年にわたる禁止期間（多くの国ではいまだに禁止されている）の後、この手術の実施が法律で認められたため、性別適合手術は、社会保障制度が負担することになった。手術を希望する者は、心理学者との話し合いを重ねながら、手術までの観察期間（一般的に二年間）を過ごす。これは、外科手術を受ける本人の意志を確かめるための期間である。男性から女性の場合では、精巣を除去し、生殖器を膣に変え、ホルモン治療を継続する。男性から女性への性転換を望む手術のほうが多いが、外陰部を陰茎に変える女性から男性への性転換は、より複雑であり、手術による満足感は、あまり得られない。

人類は長年にわたって、身体を人工的に修正してきた。おそらく二十万年近く前から、身体に装飾を施してきたと思われる。現在では、非常に洗練された化粧品、服装、装飾品を利用して自らの外観が修正されている。男性が女性に扮装する社会や、祈禱師がトランス状態や音楽、また幻覚作用をもたらす薬物などを用いて、自らの身体を極限にまで追い込む社会も存在する。では、性転換手術をおこなう際の問題とは、何であろうか。心理的な悲嘆に対する今日の外科的な対応は、これまでの人類のやり方とはまったく異なる様相を呈している。

数多くの手術が失敗したことに触れないわけにはいかない。専門家によると、ほぼ半数の手術は、大失敗であったという。要するに、手術を受けた者は、術後の身体にこれまで以上に不快であるという。取り付けられた器官（陰茎、クリトリス、膣など）は機能せず、手術を受けた者のなかには「元に戻してくれ」と要求する者も現われるが、これは不可能な場合が多い。メスを使って外科的に、「自身の性別や身体への嫌悪」を解決することはできない。

もちろん、手術が成功する場合もあるので、性転換手術にマイナスの評価を与えることが、私の意図するところではない。私が言いたいのは、きわめて複雑な問題に対して、簡略化・単純化された回答を与えているのではないかということである。さらに気になるのは、性転換の需要をターゲットとした、きわめて利潤の高い市場ができあがったことである。アメリカでは、男性から女性への性転換手術にかかる費用は三万ドルから四万ドルであり、女性から男性では十万ドルもする。金儲け主義が猛威を振るっている。本人の社会的な行動様式を直すよりも、手術のほうが儲かるのである。

人工器官（乳房、陰茎など）の性能が向上し続けている。容姿を変えることや他者に対する効果を高めるために、このような人工器官に対する需要が増している。美容整形外科医を筆頭に、外科医は身体を人工化してほしいという需要増に直面している。広告や流行がこの傾向をあおっている。乳房が小さすぎる、唇が薄すぎる、ペニスが小さすぎるなど、すべての年代層の男女が、自らのあらゆる身体部分にさまざまな不満を抱くようになった。これは儲かる市場である。

私は、こういう需要にこたえる人々のことを悪く言うつもりも、道徳を振りかざして彼らを断罪するつもりもない。しかしながら、他者の精神をもてあそんでいることは明白である。こうした手術を受ける人々は、無意識であっても、身内や自分が属する社会、世間の流行を単純化した過激な宣伝など、さまざまな圧力にさらされている。あらゆる分野で、「消費者」の欲望を掘り起こすための心理メカニズムが仕掛けられていることは、ご存知の通りである。彼らの需要が、あらゆる社会的な拘束から自由であるとは信じられない。だが、そのような理想的な自律は、実際に存在するのであろうか。

「自律した人間」による粗暴な社会

外部のあらゆる影響から自由である意志の自律、というカントの理想は、幻想なのかもしれない。しかしながら、カントの幻想を提唱するリベラルな倫理という考え方では、個人の領域では、本当の自律が反映されているとみなされている。したがって、あらゆる公的な介入は否定される。だが、人々を彼ら自身の意志の自律から保護しようとして外部から介入すれば、人々は無責任に扱われ、彼らの自由は阻害されてしまう。

このような「ミニマルな〔最小限の〕倫理」を支持するフランスのリーダー格は、私の友人であり、私が学長を務めるパリ・デカルト大学の研究室においてフランス国立科学研究センター（CNRS）の責任者であるルーウェーン・オジアンである。民主的な脱宗教国は、倫理面や思想面において中立でなければならない、と彼らは考える。この思想の支持者は、国が道徳面において強制的に介入する理由をもち出すようなことがあってはならないと考える。彼らによると、人々の暮らしに国が介入する理由などなく、公的権力が生命倫理法を通じて義務や禁止事項を制定すれば、人々の権利や自由は大きく侵害されることになるという。

アメリカに目を向けると、共和党員が考える社会の役割とは、各自が望み通りに自らの人生を実現できるように計らい、各自が自己の関心を追求するに任せて決して介入しないことである。これまで共同体が望むのは自由であり、個人には自律が当てはめられてきたが、今日のリベラルな考えでは、自由という言葉や要求を、自律という言葉や要求に置き換える傾向にある。容赦のない自然のメカニズムによって、ホモ・エコノミクス（経済人）社会が打ち立てられたが、これは見えざる手（アダム・スミス）に従う社会である。その基盤には、個人の悪徳は公益を約束する（バーナード・デ・マンデヴィル）という自由主義経済の考え方がある。

十八世紀の哲学からヒントを得たこうした国の概念によると、ホモ・サピエンスはホモ・エコノミクスとなる。マンデヴィルの『蜂の寓話』（一七一四年）以来、「抜け目のない政治家は、個人の悪徳を巧妙に操作しながら公益に変える」と考えられてきた。つまり、社会を前進させていくこととは、人間の貪欲と真っ向から対立することではなく、人間の貪欲を呼び起こして導いていくことである。社会組織は、国民が欲望を実現するための各自の自律を、最適化しなければならない。そこでアダム・スミスの著作のタイトルにもあるように、「諸国民の富」（『国富論』）にとって都合のよいバランスを国民自身でつくりあげていくことになる。そのためには、国民の感情に従い、国民を「放任」しなければならない。国民の欲望や快楽の追求によって衝き動かされる「個人の悪徳」のバランスが、「あたかも見えざる手が作用して」「公益」を打ち立てるという意識は、自然のメカニズムと一致する。したがって、これは人間活動の決定因であることを意味する。

アダム・スミスは、確信をもって次のように説明した。「我々が夕食にありつけるのは、肉屋さん、酒屋さん、パン屋さんの善意ではなく、彼らの儲けようとする努力のおかげである。我々は彼らの人間性ではなく、彼らの利己心に訴えかける（……）」。アダム・スミスは、個人の利益だけが国の幸せを推進する原動力であると強調したのだ。おいしいパンにありつくためには、パン屋においしいパンをつくるように厳命する必要などまったくない。パン屋を競争にさらせばよいのだ。だが、二〇〇八年秋の世界金融危機によって、この論証の限界が露呈した。強欲や貪欲だけが調和の中核である場合には、社会は、アダム・スミスが願ったように、各自が利益を得ることができるような国の繁栄へとは向かわない。

もう一つの回答とは、他者に対する無関心を排除し、連帯すなわち「ともに生きる」という側面を考慮することだ。さもないと我々は、経済面だけでなく、人類としても破綻に向かうことになる。その理由は、完全な自由主義経済が支配する社会では、社会的格差が拡大する傾向にあるからだ。不正義に対する人間の感受性は、社会的格差が目に余るようになると社会的な緊張や暴力の源泉となる恐れがあることを、アダム・スミスやモンテスキューなどの自由な社会を考えた思想家たちは理解していた。では、どうやって社会的格差を解消すればよいのだろうか。自由主義の創始者たちは、自浄作用のプロセスに任せればよいと考えた。経済の自由主義は、政治の自由主義とセットで進行させなければならない。このとき、政治的抗議運動により、社会的格差は抑制され、ほんの少しは改善される。

我々は今日の各国経済の、グローバル化を考慮した調整メカニズムを望むが、自由な民主主義による自己補正効果は、中国を筆頭とする、政治面でまったく自由でない国との国際競争によって妨害されてしまう。現代では、経済的な価値だけが考慮の対象となる枠組みに完全に移行してしまったために、政治プロジェクトの道徳面を考慮することや、人間を究極目的に据えることは断念された。また、国民の声による自己補正が働く仕組みも失われた。したがって、さらなる社会的格差や暴力が容認されるようになり、粗暴な社会が再び登場しそうな気配である。

粗暴な社会では、全員がお互いに無関心のなかで、他者に対して特別な義務をもたない「自律した人々」が消費活動に従事することになるが、各自は自分の運命にしか関心をもたないため、彼らは消費できない場合には消費されることになる。

これらの「自律」の犠牲者の存在が脅威となり、漁業ができなくなったソマリアの漁師が海賊に変身し、絶望が狂信的な活動やテロ行為を生み出す肥沃な土壌となるとき、新たな危惧が生じる。飢えた人々やさげすまれた人々にも「自律」が要求されると、自らの身体を商売に使うことを「選択した」数百万人の女性〔売春婦〕も「自律」の犠牲者となる。このような考え方は、まったくもって粗暴である。

ポルノグラフィーの氾濫

我々の寛容な社会では、セックスや麻薬と並んで、ポルノグラフィーの市場が繁盛している。ポルノグラフィーについて語ることは、これを弾圧ないし糾弾しようとする意図があるのではないか、と疑われる恐れがある。だが、私にそういう意図はない。私の立場は、他者に対する誠実さと対等性のルールを尊重する、あらゆる性行為に対して道徳的に中立である。ミニマルな倫理の支持者によると、自らの肉体を見せることはかまわないという。この原則には納得できるが、ポルノグラフィーには登場人物だけでなく、さまざまな観客が存在することを忘れてはならない。実際にポルノグラフィーは、該当する行為や態度が個人の領域からはみ出たときに問題となる。ポルノグラフィーに関係した行為や態度は、セクシュアルな身体を道具化することに等しく、ほとんどの場合が、行為中の男性や女性の生殖器を展示することである。

ポルノグラフィーのイメージあるいは表現の目的は、性的興奮という手段によって大衆に働きかけることにある。要するに、それはどこにでも見られるありきたりのマーケティング手法だ。例えば、自動車の広告では、男性の性的能力を暗示する車のボンネットに、けだるい表情を浮かべた美女が大胆なポーズで腰掛けている、といった類のイメージがよく使われる。こういう広告に対する批判はあるが、これはポルノ動画とは異なり、ポルノグラフィーではない。ポルノ動画の策略は、独創的といえるかどうかはわからないが、性愛だけに限定され、人物がまれに登場したとしても、むしろ陰鬱な享楽の対象にしかならない。

当然ながら、ポルノグラフィーは、他者に働きかけ、他者が求める興奮を与え、さらには自らも興奮する強力な手段として、昔から存在してきた。十九世紀のロマン派の詩人は、十七世紀初頭に書かれた『好色詩人の詩集』を模倣した『新好色詩集』のなかで、ポルノグラフィーとほとんどそっくりの詩をつくった。ブルジョワであった父方の祖父カーンの本棚にも、子どもの手の届かないところに「禁書部門」があった。母方の祖父フェリオによると、このような蔵書の目的は、ポルノグラフィーと同じであったという。

こうした従来型のポルノグラフィーの消費は、私的領域において自らの性欲と向き合う方法とみなすことができる。この点に関して、私は一切の判断をくださない。私自身も『新好色詩集』や、祖父の禁書部門にある書物を読んで楽しんだことを告白しておく。ちなみに、私が見たポルノ動画は、実に愚かで不愉快であったため、私は哀しい気分になった。性欲をはじめて感じる青少年が隷属的なポルノグラフィーに接すると、彼らは肉体を目的化してしまう恐れがある。この場合、愛情とは関係のないサディスティックな喜びの追求が、男女間の規範となってしまう恐れがある。

今日、インターネットでは暴力的で下劣な画像が簡単に閲覧できる。したがって、とくに若者たちの間で、男女間の関係が悪化している。都市部における婦女暴行事件の発生件数の増加は、この影響を受けているのではないかと思われる。こうした現象は、我々の社会における陰鬱な現象の一つとなっている。政治、学問、企業などにおける女性の社会的な地位は、もちろんゆっくりとではあるが、着実に改善されてきた。だが、女性を取り巻く環境は、多くの都市部で悪化している。少女たちのなかには、ヴェールを着用するように厳命され、兄や父の支配下に置かれるか、インターネットの特殊なサイトなどで、下劣でセクシュアルな消費財となっている者もいる。

要するに現在、ポルノグラフィーは個人の領域を超えて氾濫しているが、この恐るべき影響を防ぐことは、自由を殺すことでも、貞淑ぶることでもない。重要なのは、身体を粗雑に道具化することにより受ける歪んだヴィジョンを退けながら、若年層に対して全面的な連帯感を示し、危機に瀕している少女や女性に手を差し伸べ、お互いの愛情を育くむ基本的な教育活動を施すことである。

第3章　法と倫理は両立するか

法律は科学を追いかける

他者をきちんと保護するためには、どうしたらよいのだろうか。社会的に弱い立場にある人々には、何を提供すればよいのだろうか。実現可能な枠組みとは、どのようなものだろうか。国民は、医学・生物・遺伝に関する研究など、科学の進歩によって生じる道徳問題を、どのように考えるのだろうか。誰が国民に情報を提供し、国民はどのように意見を形成していくのだろうか。倫理に関する法律の役割とは何だろうか。フランスの生命倫理法は進化するべきだろうか。こうした問いは重要であり、公の討論の場で掘り下げるべきである。場合によっては、法的な拘束も視野に入れるべきだろう。民主主義社会では、正しい情報に基づいた、きちんとした議論が必要である。

法律によって明示するという大原則を掲げるフランスの生命倫理法は、実用的な形では整備されていない。ますます革新的になる医療行為から生じる新たな社会的需要に対して、フランスの法体系を構築する価値観に即した「良い疑問」とは何だろうか。どの方向に進むべきなのだろうか。従来の政治的、イデオロギー的な溝を超越するこうした疑問は、生命倫理法を見直す際の中核である。

繰り返しになるが、生命倫理法を五年ごとに見直すことは、良い考えではないと思う。私は、基本法だけを定めるというやり方を支持する。基本法により、まずは原則を掲げ、それから各論に入り、独立した委員会を設置して判例の役割を担ってもらう。つまり、法の精神や価値観に照らし合わせて、独立した委員会が新たな行為を解釈するという方法である。定期的に生命倫理法を見直す原則を適用すると、国民は、科学的進歩にともなって発生する道徳問題は、解決可能であると考えるようになってしまう。

疑問を抱かざるをえない分野が、技術的進歩とともにさらに進化するとしても、法律によって利用可能な技術を列挙するべきではない。というのは、法制化は常に遅れをとるからである。法律の役割は、強い価値観を提示するだけにとどめ、これを尊重する諮問機関（国家倫理諮問委員会や生命倫理庁）が方向性を決めることにする。諮問機関が逸脱のリスクを確認した場合、つまり、判例が法の精神と矛盾する場合には、諮問機関は、立法機関に対して審議を請求できることにする。こうした民主的な手法で、物事をシンプルに裁くことができる。私は、これが最良のシステムであると思う。

法改正の必要性を感じた場合でも、法制化のために五年間も待たなければならないのだろうか。科学研究に関連して人間的な価値が再考されるペースはさらに速まり、斬新な技術革新に対する懸念は、さらに強まっている。例えば、クローン、遺伝子組み換え作物、ニューロサイエンス〔脳神経科学〕、胚性幹細胞に関する研究などである。フランスでは禁止されているが、外国では頻繁におこなわれている行為が発覚した場合には、どのような態度で臨めばよいのだろうか。例えば、代理母の賛否を、どのように決定すればよいのだろうか。配偶子の提供者の匿名性を取り除けばよいのだろうか。着床前遺伝子診断の適用範囲を拡大するべきなのだろうか。遺伝子テストの利用に規制を課したほうがよいのだろうか。これらは、我々にとって人間とは何かという問題であるため、我々の回答としては、現実の状況を法解釈するときに参照すべき一般的な枠組みを提示する、という形式をとることが望ましい。また国民に、信頼できる科学情報を誠実に提供することも必要であり、これは大きな社会的争点である。

医学的、科学的に新しい行為は、我々の社会にとって本当の挑戦である。これまでにない革新的な方法を実際に利用することは、その安全性・〝堅牢性〟・短期的あるいは長期的な収益性に左右される。もちろん最終的には、社会が優先する価値観、つまり革新的な方法を受け入れるための条件に照らし合わせた正当性の有無が重要となる。

こうした価値観は、他者の尊重に基づいたものでなければならない。つまり、他者の特性を明白にすることである。我々各自が愛着を持っていることを、他者においても確認し、保護することにより、他者を配慮するようになり、他者をさげすむことを拒否するようになる。さらに、あらゆる非人道的な扱いから全員が保護されるようになり、全員が自律できるようになる。連帯が必要となる理由は、我々自身が他者との連帯をしばしば必要とすることがわかっているからである。正義が必要な理由は、我々自身が卑怯なやり方で扱われることが許せないからである。

生命倫理について考える際の大原則は、他者の尊重の結果から生まれる。国や文化によっては、これらの結果について異なった解釈をする場合もある。例えば、人間性の本質の尊重、人体の神聖さ、血液・精子・卵子・臓器など身体に付随する構成要素や身体が生みだすモノなどについてである。人間には特性があるので（私はこの特性〔qualité〕という用語を、尊厳〔dignité〕という用語よりも中立的な意味合いで使っている。尊厳という用語の複雑性については、第2章で強調した通りである）、人間には値段がつかない。したがってある人物が、他者の利益のために自分の身体を傷つけることにより報酬を得ることは、禁止されている。この原則を遵守することにより、臓器売買は回避され、臓器の寄贈には寛容さや利他主義といった側面が付与されることになる。

人間にバイオテクノロジーを応用することにより、哲学者・政治家・国民は、生き物や人間の社会的な地位、ならびに人権の尊重（人体実験、個人データや私生活の保護など）に関する問題を抱えることになる。生体移植や臓器提供、発生学や生殖補助医療、生殖クローンや治療クローン、人間に対する生体認証の技術など、これらの科学技術を応用する際には、生命倫理の問題が生じる。

人間を治療するために、生命に対してどこまで働きかけることができるのだろうか。人間は、クローン人間をつくってもよいのだろうか。このとき、特別な事情を抱えた患者という人間の利益のために用いられる新たな技術の有用性は、人間性を尊重するという、社会全員を対象とする共同体のルールに基づく一般原則と、抵触する場合もある。もちろん、こうした問題の扱いが難しい理由は、人間性を尊重することが、患者の治療も意味するからである。立法機関は個人の権利に介入してはならない、と断言する哲学者もいる。生命倫理法は道徳規範の押しつけに等しいという理由から、生命倫理法の法制化に反対する者もいる。道徳を決める権限をもつことや、倫理を語ることなど、誰にもできないはずだと彼らは考える。

民主主義においては、なすべきことを決めるのは社会であり、国民の主権を超越する意志は存在しない。しかし現在では、これまで以上に経済的な要因や地政学的な要因が考慮されるようになってきた。生き物や遺伝子に関する特許権を取得することが、盛んにおこなわれるようになった結果、生き物や遺伝子の商業化が進んでいる。一九八〇年以降、アメリカでは人間を含む生物の遺伝子シークエンス〔DNAを構成するヌクレオチドの塩基配列〕に対して、知的所有権を主張できるようになった（ダイヤモンド対チャクラバーティ事件〔アメリカの最高裁判所が微生物に関してはじめて特許を認めた〕）。今後、ヨーロッパ諸国も含め、世界中でこういう状況が一般化する。人間の遺伝子や遺伝子シークエンスに対する商業行為の拡大について、世界では一九九〇年代初頭から議論が沸騰した。今日では、ヒトゲノムのほぼ大半は、知的所有権を主張できる対象となっている。倫理面、政治面、社会面、そしてもちろん経済面に関する争点は厖大であり、政治家および国民全員は、真剣に議論しなければならない。

生命倫理に関する議論は、科学的、技術的に新たな知識が生みだされるペースに合わせて進行している。議論の各段階では、人間に応用する際の道徳的な正当性という問題がもちあがる。したがって、立法機関の決定は、そのときの技術的進歩の状態に縛られる傾向がある。要するに、一時的な決定に過ぎないのだ。本来であれば法律は持続するものであるが、生命倫理に関する最近の法律では、法律の対象が急速に変化している。また、国やヨーロッパのレベルだけでなく、世界レベルで立案した法律を遵守させる仕組みも考えなければならない。私は、普遍的な道徳に基づく倫理という考えを擁護する立場から、知識や技術が猛スピードで進歩する世界においても、超越的な価値から生じる人権をまずは尊重することが重要であると考える。

思想の潮流、宗教や性的嗜好、社会的な集団や職業的な集団、さらには家族政策など、それぞれが独自のやり方で、生命倫理法の見直しに関連する議論に、自らの意見を反映させようとしている。これ自体は驚きでもショッキングなことでもない。しかしながら、個人的な利益は相反することがある。ところが、フランス共和国は、個人的な事情を単純に足し合わせた集合体ではない。そこで、お互いの利益の間に体系だったものを打ち立て、最も脆弱な者を保護し、最終的には個人の権利と意見を尊重したうえで、社会的な利益を優先させる必要がある。

立法機関は、個人の権利に介入すべきではないし、全員に規範を課すべきでもない、と考える哲学者もいる。また、専門家や、道徳や倫理に関する賢者だけが密室に集まって、彼らが「良い回答」を見つけてはどうか、という議論もある。だが、代表民主制において選ばれたのではない彼らが決断をくだすことは、国民の猜疑心をかきたてるだけだ。

倫理に関する法制化の是非についての前述の二つの反論に対し、私は説得力のある回答を提示できると考える。我々の社会、つまり世界中の脱宗教化した民主的な国は、多面的であり、さまざまな価値観をもつ。我々の社会では、唯一絶対の天から降ってきた法律のなかに社会は存在すると考える者はいない。天国を信じる者もいれば、信じない者もいる。賢者の集まりに倫理問題のジレンマの解決をゆだねることは、賢者を宗教国の高僧とみなすに等しい。だが、こうした人物は存在してはならないのだ。代表民主制において、国の倫理的な緊張について判断する役割を国民から奪うことは認められない。私は民主主義社会を、専門家が権力を握る社会に置き換えることには賛成できない。つまり、これは国民の権力を賢者・裁判官・科学者に移し変えることである。では、結論を出す際にお互いを必要としないという考え方はどうだろうか。共同体の意識を高めることだけを支援し、公の議論を活性化させて、国民・専門家・産業界が各自の倫理に従って行動するに任せるのである。

現実には、経済面・社会面・公共面から観察すると、このようなアプローチは素朴すぎることがわかる。科学技術の進歩から生じる実現可能な技術革新が、利潤をもたらすことが判明すると、こうした技術革新は、公的権力が規制をかけなければ、道徳面からの不利益を考慮することなく進められ、利用される。手榴弾や自動小銃が自由に販売できるのであれば、こういう商売は繁盛するであろう。今日、民主国家のおもな機能の一つは、有益だと思われることと、制限あるいは禁止すべきことのあいだから、可能であることを選別することにある。

常時変動するバイオメディカルにおける倫理問題は、大多数の人々が共有する信念を表わしたものでなければならない。このような信念は公の議論によって形成されるが、公の議論の重要な特徴は、さまざまな観点がぶつかり合い、社会を貫くさまざまな思想から生じる分析を利用しうることにある。しかしながら、取り扱うテーマは複雑であると同時に、道徳面と科学技術面の両方に関係したことなので、これを実行に移すことは実に難しい。

国民に対して、単為生殖、生きているドナーからの臓器移植、幹細胞を確保する手段などに関する意見を求める際に、これらの革新的な技術を判断するために必要な基礎知識を国民に与えないのであれば、意見を求めることなど、単なる表面的な儀式に過ぎない。彼らに尋ねるべきであるなら、国民が自らの信念をつくりあげることができるようにしなければならない。だが、それは多面的な要因や影響をもつテーマなので、カギとなる技術を明確にし、その性質、つまり短期的、長期的に予想される影響について説明していかなければならない。では、誰がこの役割を引き受けるのだろうか。あるテーマに関してあらゆる考察をおこなう第一段階では、その性質や背景を把握する必要がある。そこでまず、科学者が問題を分析する際の、客観的な観点を明らかにしていくことになる。

専門家と政治家の相互利用

近年、専門家に対して基礎知識の提供を求めるケースが増えている。我々の社会はリスクに対してますます不寛容となり、司法も厳しい判決を下すようになった。したがって政治家は、科学・技術・経済・倫理などの面からのパラメータ〔変数〕を用いて、自らの確固たる信念によって練りあげた詳細な分析を基盤とする判断を下すことができない。そこで政治家は、自らの外部にあって判断の基盤をつくると思われるものに、決定の根拠を置こうとする。政治的な決定を、少なくとも部分的にでも明確にし、正当化し、理論づけるために、いろんな分野の専門家が召喚される。例えば、彼らはさまざまな技術革新や進歩に伴うリスクについて意見を述べることによって、国やヨーロッパや世界の政策を導くこともある。もちろん、こういう専門家たちの関与は望ましい。しかしながら、政策責任者は、専門家たちの意見が政策責任者の意見やプロジェクトの推進方向に合致するまで、専門家たちの首をすげ替えることも珍しくない。

国民や政策決定者にとって、専門家は真実を語る人物ではないにしても、少なくとも知識の概観を客観的に提示する人物である。ところが、彼らの意見はしばしば対立する。専門家であっても、各自が異なった主張をするために、科学論争が起こる場合もある。また専門家が、経済的な利益やイデオロギーと結びついた活動分野と、私的な共謀関係にある場合もある。意識的ではないにしろ、彼らはこのような分野を擁護することもありうる。

さらには、専門家自身が特定の共同体の視点を売り込む代表者となっている場合もある。この場合、専門家は自らの目的を達成するための手段として、鑑定行為を利用することになる。血液による感染、アスベスト、遺伝子組み換え作物、エネルギー、気候変動などに関する論争では、さまざまな理由により、このようなメカニズムが作用している。当然ながら、鑑定プロセスに疑いが生じることにより、専門家の姿勢についても疑念が生じる。少なくとも先進国における民主主義の行使が複雑化してしまう。というのは、国家プロジェクトは、科学技術の革新に依拠している場合が多いからである。

国民が専門家の視点やためらいを知り、専門家が指摘する不明確な点や、専門家が犯す可能性のある過ちを認識すること以外にも、専門家が担う役割や専門家がもつ権力を明確にする必要がある。極端な場合には、政治家は専門家が命じることをこなすだけとなれば、政治家は不要になり、専門家が政治家の役割を担うことになる。これとは逆に、政治家が専門家を完全に道具のように利用するのであれば、専門家は無責任な政治家のアリバイづくりに加担するだけである。こういう不条理な状況は、本来の民主主義のイメージと相容れない。いずれにせよ、「専門家」の危機は否定できない。

専門家によっては、科学ですべての問題を解決できると主張する者がいるため、失敗した場合にはスキャンダルとして騒ぎ立てられる。無力であるという考え方、潜在的なリスクという考え方、さらには明白な危険という考え方に対して、社会はますます不寛容になってきた。一部の科学者が、過去から学んで未来を保証することは可能であり、すべてを管理することができると請け合ったために、社会はそうした考え方に不寛容になったのだ。

問題となる事柄に関する知識を、客観的に取捨選択できるのは専門家である。また、科学技術に関する専門知識を提供できるのも専門家である。意見を求められたテーマについて、経験や知識があるのも専門家である。こういう専門家が正しい情報を提供するのであれば、専門家はかけがえのない存在となる。専門家は、原則として政治活動家ではなく、政治とは無関係な人物とみなされている。発信された情報には透明性が要求されているため、専門家の意見は、政治的に独立したものでなければならない。

これまで閉鎖的な委員会の枠組みで発言してきた専門家は、メディアを通じても定期的に意見を述べるようになってきた。専門家が公共の場で発言するのは、彼らにさらなる責任を付与することでもある。つまり、世論に情報を提供する（また世論に影響をおよぼす）という責任である。さらには、政策決定者にも情報を提供する責任を負うことになる。専門家の理想的な役割は、国民や政策決定者が知らない問題について、「最新情報」を提示することである。

しかしながら、専門家が政策決定者の役割を演じるようなことがあってはならない。一つのパラメータ（科学技術あるいは経済に関するパラメータ）しか明らかになっていない状態では、専門家の役割は、政策決定者に対しそれ以外のパラメータをいくつか提示して、彼らの判断を仰ぐことである。とくにこの点において、専門家は卓越したアドバイザーとなる。

専門家も間違えることがあるが、自らが真実と信じることを誠実に述べることが重要である。私は、医師であり科学者であるが、知的所有権の問題についても知識があり、倫理問題に強い関心があるため、バイオテクノロジーの特許、遺伝子組み換え作物や遺伝子治療、保健衛生、大学、研究機関のガバナンスなどの評価を積極的におこなってきた。自分の社会的な栄達に支障をきたそうとも、私は自分が正しいと信じることを表明することが、倫理の厳命であると確信している。

私はこれまでにも激しい闘いを繰り広げてきた。主流派の思想と激突したこともある。科学者によっては、世間に無理やり引っ張り出される者もいる。彼らが必ず感じる誘惑から惨事が生じる。自身の研究分野が攻撃のターゲットになったときの最善策は、全方位に防御を張り巡らせることであると信じる科学者は、多いのではないだろうか。このとき、こういう科学者たちは、

「品行方正な科学」の勇敢な騎士に変身して、科学万能主義のユートピアに埋没し、純朴なSF物語の登場人物となってしまうのだ。

専門家が世間に登場したことにより、社会と科学が激突しあう過程が明るみに出た。実際に、科学は進歩に関するすべての約束を果たしたわけではないので、科学の正当性が疑問視されることもある。驚異的な科学の進歩があったにもかかわらず、人々は歳をとり、苦しみ、死ぬ。平和、繁栄、幸せは、地球上で偏在している。こうした観点からも、予見できる将来像が安心できるものかどうかは、わからない。

シャルル・ニコル（第8章参照〔フランスの細菌学者、一九二八年にノーベル生理学・医学賞を受賞〕）の登場以来、科学に対する情熱、発見することの興奮、偉業やそれにともなう名声の探求のために、逸脱した過剰な行為が促進されるようになった。一八八五年には、初のワクチン接種が羊飼いの少年ジョセフ・マイスターに対しておこなわれた。狂犬病ウィルスに感染した動物の脊髄から抽出したエキスを、この少年に注射したのである。パスツールは、狂犬病に罹った犬に噛まれた人々に対して、自分の発見の有効性を試すために死刑囚を実験台にすることを思いつき、これをブラジル皇帝のペドロ二世に提案した。パスツールの愛弟子の一人は、そのほんの少し後にパスツールがコレージュ・ド・フランスでおこなった人体実験に関する授業の際に、パスツールを非難した。彼は、自分の師の行為は倫理面で容認できないとして、次のように述べた。「神聖なる妄想を抱いた天才は、抵抗しがたい無謀な行為をおこなった。科学者の意識が人間としての意識を失わせたのだ」。

今日でも、科学者のなかには、立法機関や管理当局が自分たちの研究を邪魔しないように、あらゆる手段を講じる者がいる。彼らがおこないたいことは、何よりもまず、自らの進歩や自由が政治によって妨害されることのない状態で、自身の研究を続行することであり、新たな道筋を探究することである。探究すること、発見すること、理解すること、新たな知識を得ることへの情熱は崇高である。したがって、彼らは、政治や世論が自分の研究活動を邪魔する可能性を排除するための闘いに、身を投じるようになる。科学界は、しばしば次のように述べる。「実験がうまくいけば、人類に恩恵をもたらすことができる。魅惑的な試みによって新たな知識を得ることができるのだ。そうすれば、多くの患者に朗報をもたらすことになる」。

科学者や医師も他の職業人と同様に、自分の熱意や好みや前提をもった人間である。彼らは、世論に情報を発信する際には、これらを意識して、さらに注意深くならなければならない。科学者は、自分たちが本当に知っていることや考えていることを正確に述べることによってのみ、社会から認められる存在となる。彼らが世間に本当のことを言わず、自分が望む結論を導くために発言したとすれば、いずれ世論の信頼を完全に失うであろう。また、社会に甚大なリスクを負わせることにもなる。つまり、それは国民と賢者が分断されるという恐るべきリスクである。

情熱は金銭と同様に、科学や医学における人道主義を貶めることがある（第8章参照）。科学者は、フランシス・ベーコンの「知識は力なり」という言葉を思い出してみるべきである。これこそが、我々西側諸国における文明の発展の基盤となる寸言である。ベーコンはこれに、慎重さを加えた。「どのような技術革新であっても、拒絶してはならないが、聖書に書かれているように、技術革新は疑ってかかるべきである。すなわち、これまでの歩みを少し中断して、歩むべき正しい道筋を見分けるために、身の回りを見渡してみることである」。

壮大な利益誘導

「序章」ですでに言及した治療クローンの問題に戻ろう。二〇〇〇年代初頭、科学、ビジネス、理性の欠如が混ぜ合わさった巨大な欺瞞が世界中でうごめいていた、と私は感じた。

生殖クローンについては本書で後述するが、雌羊ドリーの誕生以来、社会には数々の幻想や不安が巻き起こった。技術が大きく進歩し、十種類以上の哺乳類で数多くの実験がおこなわれてきたにもかかわらず、霊長類のクローンはまだ成功していない。将来的に成功するとしても、技術全体の複雑性は変わらず、成功率は限られたままであろう。治療を目的としたクローンに関しては、その目的は子どもをつくることではなく、胚性幹細胞を得るためにクローン胚をつくることが目的である。世界中で多くの研究や臨床実験がおこなわれている。

クローン胚をつくる技術を簡単に説明すると、核を取り除いた卵子に皮膚や肝臓などの人体の体細胞の核（性細胞は除く）を置き換えて、ヒトの胚をつくることである。この手法の理論上の利点は、核を採集した生体と同じ遺伝子をもつ（同じ抗原をもつ）幹細胞が得られることにある。こうした細胞には、あらゆる人体組織を生み出すことができる驚くべき特性があるため、理論上は、この細胞を使えば欠陥のある臓器を再生することができる。これは、さまざまな慢性疾患

(パーキンソン病、アルツハイマー型認知症、ハンチントン病)、肝不全、糖尿病、心筋梗塞などを患った患者にとり、貴重な治療手段となる可能性がある。なぜならば、この細胞は生体と同じ遺伝子と抗体をもっているので、拒絶反応を起こすことがないとされているからである。これはたいへん将来性のある話のように思える。

だが現実には、これは医学的プロセスとしては、ほとんど信頼性がない。というのは、技術が複雑かつ大がかりで、また高価であるからだ。こういう研究をおこなうためには、大量の卵子が必要となる。韓国では、ファン・ウソクが実験のために四百五十人の女性から二千六十一個の卵子を採集したが、何の成果も出せなかった(その後、彼は不正行為で糾弾された)。彼は自分の研究室を通じて卵子を集める一方で、卵子十個当たり一五〇〇ユーロで買いつけたという。ホルモン治療を受けることに同意した卵子のドナーを、どうやって大量に確保することができるのであろうか。すべての患者に治療クローン技術を応用した場合、一体どうなるのだろうか……。この研究を続行するのであれば、まず女性の身体の保護について道義的な問題が生じる。次に同様に深刻な障害として、再生することだけが目的の幹細胞には、免疫防御システムがない可能性があるため、幹細胞の利用によって細胞がガン化するリスクもある。

一般的に医師や生物学者は愚か者ではないので、早い段階から「治療クローン」が非現実的であることに気づいていた。また同時に、彼らは、ヒトのクローン胚の製造自体、世論や立法機関から猛反対されることも心得ていた。だが前述したように、科学者とは、誰にも邪魔されずに自分の研究をおこないたい人種なのだ。こうした研究の大半は、合法的な「科学的クローン」という実験的な枠組みでおこなわれた。つまり、科学研究の目的のためにヒトのクローン胚をつくることである。このアプローチに対する世論や立法機関の懸念を払拭するための戦略は、ひどい障害や病気に苦しむ患者を治すことができる夢の治療法の登場につながる、と紹介することであった。

学会や科学界は、やむをえず患者やその家族、各種団体を動員し、世論、議会、当局に対して、巨大なロビー活動を世界中で繰り広げることになった。治療クローンが認められないのであれば、「立法機関は絶望の淵にある患者から、ほぼ確実に治る見込みのある治療法を奪う」という重大な責任を負うことになる、と糾弾したのだ。政策担当者が頑固な反啓蒙主義者であるために、身体が麻痺している人は再び歩きだすことができず、心臓病患者の苦しみは癒えない、と紹介したのだ……。

私は個人的には賛成ではなかったが、ヒトのクローン胚の製造について慎重な研究を認めたこと自体は理解できる。しかし、私は、自分たちが望んだことを政策決定者に同意させる目的で、誠実とは言いがたい情報を配信した戦略には、大いに憤慨した。前述したように、専門家がロビイストに変身すると、民主主義は危機に陥る。なぜならば、科学技術に関する問題について、民主主義社会では、国民や立法機関はバイアスのかかっていない見方を持つことが要求されるからである。今日では、こんな出来事は忘れ去られてしまった。というのは、胚性幹細胞（あるいはこれに似た細胞）を皮膚から製造する技術が、治療クローンをあっというまに時代遅れにしてしまったからである。治療クローンの目的は、より簡単かつ確実に達成できるようになったのである。

生命倫理に関する法律のあり方

政策決定における道徳の位置づけについて考えてみよう。誰がどのような形で、共同体の倫理規範を定めることになるのであろうか。これはすでに本書で考察した問題である。法律による解決が最適なのであろうか。

法律が表明すべき一般的な意志とは、とくに生命倫理については前述したように、個人の欲望あるいは反対者の意見を単純に足し合わせたものではない。法律で示すことに向いている共同体の価値とは何だろうか。どのようにすれば科学・経済・道徳の理論は共存できるのだろうか。これらはお互いに両立しないのだろうか。例えば、道徳的な決定を説明することや、政治的な選択を合法化することは、その根拠を示すことであるが、実際にはその決定者の立ち位置による。状況や外見をいくら正当化しようとしてもだめである。恣意的にとった方針にもっともらしい説明を施しながら回答してもだめである。要求されるのは、考察の基盤である。つまり、どのような原則に基づいて決定されたのか、なぜその原則を優先して決めたのか、という説明が必要になるのだ。

法律は、倫理とどのような関連があるのだろうか。法律の使命は、個人の利益が合法的な場合でも、公益と矛盾することがあるため、社会的なつながり全体に介入することである。お互いの利益を秩序立て、社会的な弱者を保護し、公益を優先させるための、法律よりも良い手段とは何だろうか。例えば、立法機関が離婚の調停をやめて、男女の別れは単なる個人的な出来事である、と考えるようになることなど想像できない。我々の社会のように明文化された法律制度において、判例は、法律に同等するものではない。フランス革命以来、裁判官が紛争の枠組みを超えて判決を下すことは、禁じられている。つまり、原則として立法機関だけが、一般的で特定の個人に関係しない規定を採択することができるのだ。一方、紛争の決着をつける裁判官は、法律を解釈して現実に当てはめながら法律を適用するが、裁判官の決定がおよぼす規範的な影響力は、常に限定的なものでなければならない。また、社会的な問題の解決には、民主的な討論が要求されることは言うまでもない。

フランスの法概念（大陸のヨーロッパ諸国ではかなり共通性がある）は、実定法のものである。その起源は、前述した三千七百年前に制定されたハンムラビ法典である。ローマ法の産物であるフランスの法律は、さまざまな条項によって行動の限界、禁止リスト、違反した際に科せられる処罰を、詳細に網羅しようとする法律である。判例は、立法機関が予見しなかった特異な状況において、こうした法の精神に沿って法解釈を明確化するだけである。

一方、イギリスの「コモン・ロー」の伝統は異なる。これは創造主の本質を発端とする自然な権利という哲学に基づいている。つまり、神であれ神格化された自然であれ、創造主が人間に与えた権利や義務は、人間にとって自然であるという考え方である。裁判官の役割とは、事前に規定された法律を適用することではなく、立法機関が予見・確認しなかったさまざまな状況に直面した人物の自然法とは何かを、解釈することである。技術革新によって特殊な問題が生じる恐れがあるときに、特別諮問委員会を設立することも、自然法の精神を、新たな行為やそれがおよぼす影響に適用することである。要するに、判例はこの法制度のなかにあり、法の下流部門に位置しているのではなく、法の源泉に位置しているのである。判例は、イギリスで誕生した功利主義と、アメリカで誕生した実用主義にうまく順応する。両国では、この哲学思想は、倫理問題を考察する際の主要な準拠となっている。

ダウン症と出生前診断

二〇〇〇年代初頭にフランスで大論争となったペルッシュ訴訟は、実定法を掲げる国々にとって、法権力と判例主義の台頭を感じさせた。この訴訟事件のおもな経緯を振り返ってみよう。一九八三年に生まれたニコラ・ペルッシュは、母親が妊娠中に風疹にかかったため、多発奇形と精神発達遅滞の状態にあった。風疹は、妊娠期間中の検査機関の診断ミスによって、見つけることができなかったのである。したがって、風疹にかかっていないと安心した母親は、妊娠中絶を要求することができなかった。診断ミスが無ければ、一九七五年一月十七日の法律〔ヴェイユ法、七頁参照〕の適用によって、妊娠中絶は認められていたであろう。

一九八九年にはじまった長期にわたる裁判の後に、二〇〇〇年十一月十七日にフランスの破棄院〔最高裁判所に相当する〕は、上訴できない最終判決をくだした。「医師と検査機関は、ペルッシュ夫人と交わした契約を履行するうえで過ちを犯した。これが原因となってペルッシュ夫人は、障害をもった子どもの誕生を回避するための妊娠中絶を、選択することができなかった。障害をもって生まれた子どもは、検査ミスによって生じた障害から生じる損害に関して、賠償を求めることができる」。これは、障害をもって生まれた子どもが損害賠償を請求できる権利を明確に示した、最初の判例となった。

この判決に続いて破棄院は、似たような事例に対して同じような判決を下している。例えば、二〇〇一年十一月二十八日に破棄院は、妊娠中の検査機関の診断ミスの結果、ダウン症として誕生した二人の子どもの生活を、彼らが抱える知的、外見的な不利益を賠償する目的により、補償するよう勧告した。

議論の詳細は省くが、ここではペルッシュ訴訟の判例は、一九七五年一月に制定されたヴェイユ法の精神や内容と矛盾することが、明白であることを確認しておく必要がある。後述するが、ヴェイユ法では、妊娠中の検査によって生まれてくる子どもが深刻な障害をもつ恐れがある、あるいは重い病気に罹っている恐れがあると判明した際には、これを知った母親の判断が最良の判断であると述べている。これは、母親こそが判断を下す最も正当な人物である、という考えに基づく見解である。しかし、ペルッシュ訴訟の判例では、観点が変化する。すなわち、社会的な規範としての妊娠中絶であると考えられる。これは、子どもにとって生きることが不利益であるという考え方である。したがって、出産が意図的ではない場合、つまり検査の診断ミスによる場合しか、特定の補償はおこなわれないということになる。

これとは逆に、一九七五年に制定されたヴェイユ法のように、情報を事前に得た母親が子どもを生むことを選択した場合には、母親にも生まれた子どもにも、特別な支援を求める権利はない。さらには、裁判所は、「知恵おくれで外見的に劣る人間」として生まれることを強いた責任があるとして、このような女性に対して、かなり厳しい態度を表明している。二〇〇一年十一月二十八日の判決では、こういう子どもを生むことは、不利益であるという見解が示された。

この問題について立法機関は、二〇〇二年三月四日の法律によって、ペルッシュ訴訟の判例の影響をすべて打ち消し、一九七五年の精神に戻る態度を打ち出した。「社会は、すべての障害児に対して同等の支援を差し伸べる。本当はこの世に生まれたくもなかったのに、生まれてしまったことに対する補償は、一切供与されない」。ほんの少し道を踏み外した判例が、法律を規定する立法機関の特権を侵害したことから、立法機関は、これに「反撃」したのである。だが、この「反撃」に対する批判は、当然ながらかなり激しかった。このようなエピソードは、民主的な正当性の維持を託された立法機関と、民主的な正当性の維持を怠った専門家である裁判官との、バランスの移り変わりを物語っている。

民主主義下でも悪法は生まれる

前述したように、私の好みは代表民主制である。つまり、法律の制定は国民の代表者がおこなうのであって、裁判官が仮定の自然法を解釈するのではないという概念である。だが、いずれのやり方であっても、同じ問題が生じることには変わりがない。憲法と完全に合致して倫理問題もカバーする法律が、前述したように常に変化する規範に応じて、正しく、さらには「道徳的」であるという保証はあるだろうか。これは法律と道徳との、より一般的な関係という問題である。

もちろん、政治は道徳を追求することだけが目的であると考える者はいない。ヘーゲルは、エマニュエル・カントの思想におけるある種の融和主義とは反対に、歴史的にこうした目的が達成されたことはほとんどない、と明言した。この問題は考察してみる価値がある。不道徳な法律が適正な手続きを経て採択された場合に、その法律に正当性はあるのだろうか。南アフリカのアパルトヘイト法、死刑制度、移民が自分の家族を呼び寄せる際にＤＮＡ鑑定を要求するとしたマリアーニ修正案、さらには、一九三三年の総選挙で勝利して宰相となったヒットラーをはじめとする独裁者に、異議が唱えられることがなかった「民主的な勝利」など、このような疑問を抱かざるをえない事例はたくさんある。

倫理面における法制化については、さらに矛盾している。民主主義が本物である場合、何を認めるべきであり、国民を何から保護するのかを決定するのは、国民の代表以外には存在しない。立法機関の見解が、たとえよい条件でおこなわれた幅広い議論から生じ、また倫理的な考察をおこなう国家倫理諮問委員会などの詳細な意見に基づいたものであったとしても、ひどい利用のされ方をする場合もある。ソポクレースの『アンティゴネー』が、こうした矛盾を克服するための細い道筋を示唆している。

アンティゴネーの叔父であるクレオーンは、彼女の兄ポリュネイケースの遺体を埋葬してはならないと禁じたが、彼女は兄の亡骸《なきがら》を埋葬しようと決心する。王であるクレオーンが発令した法律には、二重の合法性がある。まずは、彼が王であるということ。次に、自分の甥であるポリュネイケースとエテオクオレスの兄弟同士の衝突を、今後は回避させるための王としての努力とみなすことができる。

テーバイを攻撃したポリュネイケースは、エテオクオレスと刺し違えて死んだ。王クレオーンがこうした惨事の再発を防ぐ目的から、見せしめとして主権力を発揮したことは理解できる。だが、アンティゴネーは法律に還元できない価値観をもっていた。彼女は、亡骸を埋葬することは神聖なる義務であると考えていたので、ある晩、兄の亡骸があるところまで赴き、儀式通りに一握りの砂をかけたのである。アンティゴネーがポリュネイケースの遺体を砂で埋葬したことを、見張り番から告げられたクレオーンは、アンティゴネーを出頭させ、彼女に死刑を求刑した。ラブダコス家の墓に閉じ込められた彼女は、餓死するよりも首吊り自殺を選んだ。

クレオーンの過ちとは、彼が発布した禁止ではない。彼には、法を発布する権利やそれをおこなうための理由があった。しかしながら、暴君であるクレオーンは、自らの権力に対する異議や違法行為を認めることができなかった。したがって、姪であるアンティゴネーを死に至らしめたのである。民主主義において、同じ規範が打ち立てられたのならば、これに違反したアンティゴネーは処罰されることもありうるが、彼女には自分の意見が尊重され、保護される権利が保証されていたであろう。場合によっては、国民の感情が変化し、法改正がおこなわれることもありえたのではないか。

これは議会についても同様である。すなわち、議会は、採用しようとする法規に民主的な正当性があったとしても、いずれ不十分かつ不適切になりうるということを自覚しなければならない。よって、法を遵守するなかで討論を継続する際には、将来的な転換や修正の余地を残しておく必要がある。

要するに、民主的な行政府といえども、クレオーンのような過ちを犯す危険性があるということだ。民主的な行政府は、行政府自身に法的な異議が唱えられる可能性も考慮し、法律を自身で進化させる能力を確保しておかなければならない。一方、反対派を黙らせるためには彼らを粛清することも辞さないクレオーンは、自分の過ちを察知し修正する可能性のほとんどを失っていた。すなわち、彼は自分自身を自ら失ったのである。

法律を道徳的なものにするには

哲学、文学、宗教などの権威を引き合いに出すことなく、近代民主主義社会における倫理規範の適用条件の争点について、我々の考察をまとめてみよう。

人間の他者の尊重という概念は、他者の価値を明白にすることであり、これは普遍的な指標となるべきだ。これは、ホモ・サピエンスの遺伝子をもつ存在から「人間」が登場するための必要不可欠な条件である。歴史的、文化的な資料体系を拠り所とする、特定の権限をもつさまざまな機関（宗教団体や哲学会などの団体や共同体）は、倫理を明確にする必要がある新たな問題を抱え、さまざまな立場が予想されるそれらの問題について、自身の態度を表明している。例えば、教会の意見、自由な思想をもつ者の意見、フリーメイソンの意見、シングル・ペアレントの意見、異性愛者の意見、同性愛者の意見、性転換者の意見、家族の代表の意見、フランス中部にあるクルーズ県の農村部の意見などである。公の討論には、あらゆる意見が飛び出す。たとえ多くの国民が認める宗教的な価値体系に基づいた意見であっても、先験的に合理性があるわけではない。例えば、フランスでは、カトリック教会がかなりの影響力をもっているが、この影響力は、不可知論的な思想によってバランスがとられている。多くの場合、取り扱うテーマの倫理的な分析は、経済・政治・イデオロギーといった他の分野からの影響を受けている。

倫理的な考察を豊かにし、関係者の利益や前提をできる限り排除するために、公の倫理委員会が創設されたのだ。フランスではじめて試験管ベビー、アマンディーヌが誕生した後に、フランソワ・ミッテラン大統領は、一九八三年に生命科学と医療に関する国家倫理諮問委員会(CCNE)を創設した。

これは世界初の公の倫理委員会である。委員会のメンバーには著名な宗教家や思想家も含まれているので、委員会内ではさまざまな視点が交錯する。もちろん、生命科学・医学・法律・道徳哲学・政治社会学などの分野の専門家も、委員会に参加する。CCNEは、議論の対象となる問題の科学的、保健衛生的、経済学的、社会学的な側面を認知させる。また、CCNEは、少なくとも他者の他者性を尊重する必要性に合意している委員会のメンバーが持つ、さまざまな道徳的な準拠から、社会的な側面を明示していく。この作業では、扱う疑問を提示しながら長い報告書がまとめられる。報告書では、異なる要因を細かく分析し、委員会が共通の見解に至った歩みが説明される。まれに複数の見解が登場した場合には、多数派の見解と少数派の見解がきちんと紹介される。

国民的討論も必要であるが、メディアや国民は、委員会の見解を尊重する傾向にある。国民的討論は、検証する事例において、最適と判断された価値基準に従ってどのような解決策が優先されたかを示す、明確な理由が記された委員会の報告書を参照することができる。専門家、宗教や哲学のさまざまな思想の代弁者、現場に関係するさまざまな職業メンバーとの討論を組織する、CCNEのような委員会の社会的な役割は卓越している。CCNEのような委員会に重要性を付与するという独創性に加え、国民的討論に寄与して争点を明らかにするという委員会の能力は、高く評価すべきである。国民や国民の代表者は、こうした委員会を絶対的な道徳規範の源泉として捉え、冷静さを取り戻す必要がある。しかし、いかなる場合であっても、代表権のない者たちの話し合い〔CCNEのような委員会のこと〕に正当性があるように思われたとしても、法律を語る、すなわち法律を発布する役割を国民の代表から奪ってはならない。

また前述したように、法律に抜け道をつくっておくことは、経済的な利益、イデオロギーの押しつけ、あやまった前提が勝利した場合に、民意を反映させる唯一の手段となったこともある。したがって、これは、現実的には望ましいことでもある。

それでもやはり、道徳と法律の両立という難しい問題は、解決できない。確かに我々は、法律の内容が不道徳だと思われる場合もあるため、法律によって道徳律を遵守させることはできないと悟った。さらにもっと根源的な疑問がある。法律の規範と道徳の規範では、性質と究極目的が異なるので、法律と道徳は両立しないのではないだろうか、したがって、あらゆる倫理に関する法律の基盤は、蝕まれることになるのではないだろうか、という疑問がある。

私はここで逆の公準を打ち立ててみたい。道徳を欠いた政策プロジェクトや、そうしたプロジェクトを後押しする法律は、残念ながら存在する。しかし、これらは受け入れることができない。政策目標とは、人々の幸せを確保することや、人々の人生を充実させること以外にないはずだ。マルクス主義、自由主義、社会民主主義のいずれであれ、政府による統治は、多かれ少なかれ社会全体や個人を支援することを強調している。これとは逆に、自国民の暮らし向きが悪くなる政策を誇示する政策担当者は、ほとんどいない。このようなプロジェクトが受け入れられることはまずない。いずれにせよ、採用される見込みはない。現実には、唯一受け入れることが可能で正当性のある政策プロジェクトの目的とは、人間が主体であると同時に、究極目的であるということだ。よって、倫理は、政治とまったく同じ土俵にあるといえる。

第4章　生殖医療の見えない限界

不妊治療と血縁へのこだわり

子どもがほしいという願いは、いつの時代にも存在した。今後もこの願いは存在するだろう。ヘーシオドスの『神統記』の肥沃の神オシリスや、不妊を治すことができた唯一の神アポロンなど、不妊をテーマとした神話には事欠かない。カップルによっては子どもをもつことを拒否する者たちもいるが、これまで彼らが多数派となることはなかった。我々の社会においても、子どもは根源的な価値をもち、なんとしても子どもを持とうとする者は多数存在する。大多数の者たちにとって、子孫なしで過ごすことは、耐え難いことのようである。

今日でも不妊は解決されていない。古代には呪いであると考えられていた不妊に対する治療法は、これまでにもたくさんあった。二十世紀初頭には、子どもを持てない女性は祈禱師とともに九日間祈った。また、生殖を促すという評判のメンヒル〔先史時代の直立した巨石記念物〕に生殖器をこすりつける者もいた。今日でも、パリのペール・ラシェーズ墓地にあるブロンズでできたヴィクトール・ノワールの横臥像を訪ねる人々が、後を絶たない。勃起したように見えるこの横臥像の股間部分を、男性の精力を意味すると解釈して、女性はこのふくらみに自分の部分を押し当てて、横臥像の頬にキスをするという。これは、数ある伝説の一つに過ぎない。

我々の時代には、成功率の向上が著しい方法を利用する生殖生物学のおかげで、カップルは、かなり効果的な方法を利用できる。不妊治療は、驚くべき進歩を遂げた。しかし、すべてが解決したわけではない。

不妊治療の進歩と並行して、親子関係には生物学的な正当性が必要である、という考え方が強まってきた。親となる新たな世代は、血縁だけが親子関係にふさわしいと考えるようになったのである。これは、充分に考慮しなければいけない社会的な事実である。古代ローマでは、養子縁組した息子は、生物学的なつながりがある息子と同じ地位にあった。刺客のなかに養子縁組した息子ブルータスを見つけたユリウス・カエサルの、「息子よ、お前もか」という驚きに満ちた叫びは、こうした事情を物語っている。

感情で成り立つ親子関係と、血縁で成り立つ親子関係を区別するべきだろうか。区分することは、自然なことなのだろうか、あるいは文化的なことなのだろうか。両者には、つながりがないのだろうか。インターネットでは、フランス以外の国を所在地とする研究所が、父子関係を証明するサービスを提供している。このサービスの利用は、安価で信頼性があり、また法的な手続きも不要である。

かつて父親とは、自分の子どもおよび他人の子どもを養育することに同意した人物を意味した。

養子縁組した子どもに注ぐ愛情が、生物学的なつながりのある子どもに注ぐ愛情に引けを取るようなことはなかった。では、生物学上の親とオフィシャルな親との違いは、いったい何だろうか。

我々の時代には、愛情による親子関係だけでは不十分であり、これには正当性が認められていないようだ。国際的な資料には、子どもがもつ権利のうち、自分の出自を知る権利が明記されている。新たな傾向として、生物学上の親は、自分の子どもに何を受け継がせたいかを自問するようになった。メディアを通じての生活様式の均一化あるいは規格化の影響を受ける親たちは、自分の遺伝的な遺産を子どもに受け継がせなければならないという、強迫観念を感じているようだ。世界中で同じ教育が施されたのであれば、何が受け継がれることになるのだろうか。一方、愛情による親子関係では、親は自分独自の価値観を子どもに受け継がせなければならない。しかし、東京、トゥールーズ、アトランタなどどこであろうと、グローバリゼーションによって普遍的な価値観ができあがったために、自分の子孫に授ける知識には独自性があるのかという問題が生じている。そこで、自己の遺伝子ほど独創的なものはないのではないか、という考え方が台頭してきたのだ。動産や不動産などのように自分の子どもに遺贈する遺産として、自らの遺伝的な特質を受け継がせようと模索するようになったのである。

子どもは、「王様のような子ども」、「かけがえのない子ども」、「欠かせない子ども」などと形容されるようになった。子どもは、崇高な価値をもつようになったのだ。個人主義の時代において、子どもは、個人の幸せにとって必要な存在となったようである。また、少子化が進行するペースとほぼ並行して、子どもの価値は急激に高まっている。カップルのなかには、出産できないことがナルシスト的な傷となって、これを人生の失敗と捉え、極端な解決策を選択しようとする者も現われた。彼らは、条件が整えば生殖クローンの利用も辞さないであろう（生殖クローンについては後述する）。多くの人々が子どもはたくさんは要らないと考えている一方で、生殖補助医療を利用したいという人々の数も増え続けている。血縁のみが親子関係であるとする不寛容さが増大する傾向に対して、社会はどのように対応しなければならないのだろうか。我々は、生殖補助医療を過激に追求することになるのだろうか。

生殖に関する倫理的な考察をおこなう際には、子どもの利益を配慮しなければならない。生殖補助医療の場合は、医学や法学の専門家の見解にも配慮しなければならない。医学には、子どもが欲しいという要求に直面して、ますます大胆な生殖技術を想像してしまう危険性がある。

新たな技術が増えただけでなく、完成間近の技術もある。男性不妊の場合には、精巣内部から採取した組織の一部を利用して、精子に近い細胞を復元できることがわかっている。ホルモンを操作した後の精巣の生体組織診断が、受精させる配偶子の製造に至ったのである。男性は、連れ合いの女性を妊娠させるためにドナーの精子を利用するか、あるいはこのタイプの技術を利用するかというジレンマに直面することになった。こうした技術からは、どんな子どもが誕生するのだろうか。このようなリスクをとることは、理性的な判断なのだろうか。

進化するスピードが速すぎるために、これはソロモンの神話〔子供のことで争う二人の女の一件でソロモン王が賢明な判断を示した逸話〕の「現代版」となるかもしれない。生殖生物学者が、あるカップルを前に、次のような説明をしたとしよう。「あなたたちの不妊の状態には、既存の解決策はありません。そこで私は、あなた方にまったく新たな生殖技術の利用を提案します。現段階では、この技術は完成途上であるため、本当に安全であるかどうかを判断する時間がありません。したがって、私は、この技術が無害であることを、あなた方に約束することはできません。つまり、子どもが生まれる場合には、その子が精神的にも肉体的にも異常がないことを、あなた方に確約することはできないのです」。

まだ実験段階にある技術を利用するというリスクにもかかわらず、血のつながった子どもを持ちたいと願う父親になるか、障害を持って生まれてくるリスクのない子どもを持つために、生物学上の父親であることをあきらめる父親になるか。このカップルは、どちらを選ぶのだろうか。不妊治療の限界は、リスクをとってもかまわないという、思慮を欠いた要求によって押し広げられている。早晩、惨憺たる結果が生じることになるだろう。不妊治療に関する技術は、今後も目覚ましい進歩を遂げるだろうが、生物学的な親子関係に対する強い要求に直面する社会は、こうした技術が引き起こす議論や恐怖に対して、無関心であり続けるのではないか。

ホモセクシュアル・カップルの親権と生殖

前述したように、ホモセクシュアルな性愛については、同意した大人同士の性行為であれば、私は道徳的な判断を下すつもりはない。ホモセクシュアル・カップルの結婚について、とやかく言うつもりはない。宗教は、生殖が不可能であるということを理由にこれを否定しているが、これはまちがった議論であると思う。なぜならば、家族を築くチャンスを失った七十歳代の異性同士の結婚を、同じ理由から否定することはできないからだ。たとえ私が、ホモセクシュアルのカップルが結婚したいという申し出に驚いたとしても、社会が同性同士の結婚に反対する理由は何もない。

反対に、ホモセクシュアル・カップルの親権は、より複雑で深い考察が必要とされる。関係者は二人の親だけでなく、登場する子どもや、きわめて重要な役割を演じる「外部の世界」も、考察の対象に入れなければならないからだ。養子縁組を認める裁判官や、男性のホモセクシュアル・カップルが代理母を授精させたり、女性のホモセクシュアル・カップルがドナーの精液を利用したりすることを可能とする生殖生物学者も、こうした出来事に介入する第三者である。

ホモセクシュアル・カップルのなかには、自分たちのことだけを考えて「子どもをもつ権利」を主張する者もいる。私の意見としては、社会はホモセクシュアル・カップルを親にもつ子どもの将来の生活の質について、自問してみるべきであると思う。例えば、子どもの利益とは何であるのかという問いや、その子どもは、ホモセクシュアル・カップルの子どもであっても、異性同士のカップルの子どもであっても、自己実現のためのチャンスを同じように得ることができるのだろうか、という問いである。

ホモセクシュアル・カップルの親権は、まだあまり一般的ではない。親権は認められないという意見もある。ホモセクシュアル・カップルという家族構成が原因となって、子どもが学校で苦しむことになる可能性もある。自分には二人のママないしパパがいるということを、その子どもは教師やクラスメイトにどうやって説明するのだろうか。率直に言えば、お互いに愛し合った、経済的にも裕福なカップルの場合であれば、こうした「奇妙な関係」は、些細なことであると思う。ホモセクシュアル・カップルの親権に烙印を押す社会では、ホモセクシュアル・カップルの家庭で育つことは、子どもにとって脅威である。しかし、将来的にこうした状況が珍しくなくなれば、この問題自体が消滅する。例えば、女性だけで子どもを育てることが珍しくなくなる。アルコール中毒で暴力を振るう父親、あるいは早々に男に逃げられた無職の母親一人を親に持つことのほうが、恐ろしい生活環境であるに違いない。この問題の議論のポイントは、別のところにある。

今日、女性のホモセクシュアル・カップルが、二人のどちらか一方の生物学的なつながりのある子どもを持ちたいと願う場合には、友人の男性に奉仕的なセックスを依頼するか、ドナーの精子を利用することになる。将来的には、彼女たちは新たなタイプの単為生殖（男性なしの生殖）を利用することができるようになるであろう。近年、卵母細胞を、受精できる精子の配偶子に変えるという技術により、ハツカネズミを利用した単為生殖に成功したが、これはヒトの女性においても再現できるであろう。子どもが欲しい二人の女性は、この技術を利用することが可能となる。一人の女性は卵子を提供し、もう一人の女性は精子の代わりとなるほんの少し修正を施された卵子を提供する……。彼女たちは女の子しか生むことができないが、生まれてくる女の子は、彼女たちのクローンではない。女の子が受け継ぐ遺伝子は、男女間の生殖の際とまったく同じように多様化されている。

私は、男女の抱擁こそが生殖行為を成立させるという伝統モデルに固執している。そこに愛が加わり、また子どもを生んで一緒に育てたいというお互いの願望が加わる状態に、私はある種の価値を見出している。しかしながら、口うるさい合理主義者である私が、二人のホモセクシュアルの女性が一緒に子どもを生みたいという、これもまた共有された願いに対して、全面的に賛成できないことには理由がある。彼女たちの愛に、疑問を抱くからではない。子どもが欲しいという願いも、誠実なものであろう。生まれてくる子どもの性別が限られるために、子孫の無作為な多様性が限定されてしまうことが、その理由である。要するに、これはおそらく多くの人々が共感を抱かない、不道徳な世界になるのではないか。だが、なぜそう感じるのだろうか。

生殖医療を利用した優生学

驚くべき成功を成し遂げた一部の生物学者は、最近では、生殖補助医療の分野の研究に取り組み、かなりの成果をあげている。障害を乗り越えるたびに新たな挑戦に取り組む彼らは、容赦なく突き進んでいく。さらに強力に……さらに狂信的に？　革命的な技術であった、卵子に精子を直接注入する卵細胞内精子注入法（ＩＣＳＩ）は、今日では、体外受精の一般的な方法である。今後も、さらなる「偉業」が期待されている。

こうした技術の飛躍に対し、「道徳的な態度」とはどのようなものであり、何を保護しなければならないのだろうか。優先すべき価値観をはっきりさせながら、倫理的な道筋を準備しておかなければならない。革新的な方法を利用する生殖補助医療に関しては、「人間を対象とした試み」であるとは紹介できない。それは、利用する技術が「無害」であることを保証するための実験を、充分におこなわないこともある「人間の試み」なのである。ここでいう無害とは、受精の成否だけではなく、生まれてくる子どもの特性である。例えば、先天的な障害がないこと、病気に対して脆弱でないこと、誕生後の正常な精神的発育などである。ところが、恐れるべき理論上の理由には事欠かない。今後、前進する前になんとしてもこのような恐怖を取り除く必要がある。場合によっては、一歩引き下がる気構えも必要である。

生殖補助医療とは、妊娠させることと、生まれてくる子どもの状態を保証するという、二重の挑戦である。後者の賭けが失敗に帰したとき、その影響は、両親だけでなく、両親が不確実な方法をあえて利用することによって生まれてきた子どもにも、およぶことになる。歴史を繙くと、人間の試みは、破れかぶれに突き進むと（この場合は、何としても生物学上のつながりがある子孫が欲しいという欲望）、いつかは必ず破綻し、「人間の試み」は失敗に帰す。

まず、子どもの利益を最優先に考えるべきである。生殖に新たな技術を導入する目的は、身体や精神に障害のある赤ちゃんをこの世に送り出すことではない。すべては、彼らが充実した人生を過ごすチャンスを持つことができるように、おこなわれるべきだ。次に、生殖を担う親や医師が、子どもの特徴を選択するというような、過大な権力を行使しないようにするべきである。生物学者や医師が提供する生殖補助医療を利用する親には、常に偶然性があることが望ましい。出産前の段階において、生まれてくる子どもの身体に影響をおよぼすようなことは避け、生殖を担う親の意志や、社会的に望ましいと考えられている一般的な規範が、遺伝的特性の偶然がもたらす不確実性に勝るようなことがあってはならない。

太古の昔から、カップルは健康な子どもを欲しいと願ってきた。今日では、技術によってそれが可能であるかのような印象が流布している。少なくとも、障害は避けられるかのような印象が流布している。これは間違いなく、社会にとって「積極的な優生学」を推進する圧力となっている。そして積極的な優生学も、こういう研究を推し進めている。生まれる前の人間の生命に介入すれば、その人の自由と自律は、制限されてしまう。少なくとも、生殖に関わる第三者に対するその人の独立性は制限される。顔立ちや性別といった特徴をあらかじめ決定することは、ギリシャ神話において三女神モイライ〔ゼウスさえも操る運命の女神〕が英雄たちの運命を操ったように、その人物を他者の意志の中に閉じ込めることになる。他者が願うようにはならないという子どもの権利がスタートした時点で、親の自由は停止する。また、人類の倫理にかけて、将来の世代が自分たちの権利を自由に利用できるように、彼らの権利を抵当に入れたり、彼らを今日の世代の決定に従わせたりするようなことがあってはならない。

運命を決められた子どもは、いったいどうなるのであろうか。それを明らかにすることは、複雑な作業である。従来型の生殖補助医療の技術によって生まれた子どもに対するアンケート調査でさえ、大きな障害にぶつかる。つまり、出生が他者と同じではないという理由で彼らを追跡調査するという事実だけでも、レッテルを貼られた彼らに、さらなる精神的負担を強いることになる。現在のところ、特別な問題は生じていないが、過去の成功が将来の成功を保証するわけではまったくない。

体外発生と人工子宮の可能性

性欲と切り離された他の生殖技術としては、人工子宮あるいは体外発生がある。これが実現できれば、女性は子宮なしで生殖できるようになる。これは、一九二三年にイギリスの遺伝学者ジョン・B・S・ホールデンが考案した概念であり、将来的には、受胎から誕生まで、女性の身体外で人間の胚を発育させる手段が開発されると予想したのである。ホールデンのアイデアに刺激された彼の友人オルダス・ハクスリーは、一九三二年に『すばらしい新世界』という小説のなかで、赤ちゃん製造マシーンが登場すると想像した。ホールデンは、史上初の体外発生は一九五一年にフランスで実現されると予想した。彼は日付を書きまちがえたが、この議論が進展したことについては正しかった。研究者は、人工子宮の開発を進めているが、それが明日にでも完成するといった状態にはない。ヒト胚を成長させ、人間の子宮がおこなうあらゆる機能（栄養や発育など）を満たす人工子宮の中で胎児を成長させるまでには、まだかなりの進歩が必要である。

現段階では、培養されたヒト胚を、数週間以降も自然に発育させ続けることはできない。また、妊娠二十二週以前に生まれた子どもは、生き続けることができない。しかし、仮に体外発生という技術が完成することがなくても、このような試みは正当化できるのだろうか、という倫理問題を考えてみるには、良い機会である。科学が引き起こす可能性がある、こうした大混乱ともいえる進歩は、倫理的、社会的な面から認められるべきだろうか。さらには望ましいことなのだろうか。とくに、こうした進歩は、女性にどのような影響をおよぼすのだろうか。これはかなり刺激的な仮定といえよう。

前述した問題を提起したアンリ・アトラン〔フランスの著名な生物学者であり哲学者〕の名著『人工子宮』が思い起こされる。この試みが実現するのであれば、不妊であることが判明した生殖することができない男女は、男性の生殖細胞と女性の生殖細胞のドナーとして、子どもをつくることができるようになる。子どもの生育は、女性の体外でおこなわれることになる。男性と女性は、種の生殖という作業において平等となるわけだ。生殖は、根本的に医療化される。初期のうちは、医学的な指示に基づいてこうした方法が利用される。例えば、人工子宮は、妊娠が医学的に不可能な場合に、代理母に代わる手段として利用される。

そのうち、妊娠することに対して医学的にまったく問題はないが、人工子宮を利用したがる女性が現われる。女性は妊娠や出産の拘束から解放される、したがって、これは女性にとって決定的な進歩となるだろう。彼女たちは、自らの職業キャリアを妨げる産休を取る必要がなくなる。今後、女性は子どもを身籠る必要がなくなる。避妊や妊娠中絶の場合と同じく、体外発生は、女性が自らの身体を意のままにできる女性の権利となる。このようなプロセスを民主的な社会が阻止するとは思えない。人工子宮の利用を禁止することは、女性に自らの身体の自由な利用を禁じることに等しく、また妊娠という拘束から解放されたいと願う女性に対して、その権利を拒否することにもなる。

ここでまた、私の研究室で働く女性研究者エレーヌが語った「でも、生命を生み出すのは、我々女性よ」という言葉が再び思い出される。今日、前述したように男性と女性は同じ責務を担うことができ、同じ闘いに身を投じることができる。しかしながら、生命を生み出すには、やはり女性が関与しなければならない。したがって、妻や娘の権力は強まる一方で、自らの役割や特性、有用性に疑問を感じる多くの男性は、居心地の悪さを感じることになるのだろうか。では、女性にとって妊娠の重荷から解放されるということは、本当に有利な取引といえるのだろうか。女性たちの間でも意見が分かれるだろうから、この問いに対する唯一の回答は、存在しないであろう。

ところで、私の二人の娘は、赤ちゃん製造マシーンに妊娠期間を任せることに乗り気ではないと思う。娘の一人がはじめて妊娠したとき、喜びいっぱいの娘は、妊娠の進行具合を私に熱っぽく語ってくれた。娘は胎児の動きを教えてくれた。出産後に娘から電話があった。「出産ってすばらしいわ。こんなすばらしい体験を味わうことのできない、かわいそうなお父さん」。慌てふためいた私は、「もうお父さんは、歳なんだよ……」と答えてしまった。

生殖器は要らない

女性の卵母細胞から精子の役割を担うことが可能な配偶子を製造して、これを使ってもう一人の女性の普通の卵母細胞を受精させることにより、男性なしで赤ちゃんを誕生させることができる可能性については前述した。サーカスや見世物の芸人のように、科学者や生物学者も、さらに刺激の強い離れ業に挑戦しようとしている。新たに踏み込む領域とは、生殖器、卵巣、精巣をまったく利用しない方法の確立である。

二〇〇六年には、皮膚の線維芽細胞などを、脳、精巣、卵巣といったあらゆる組織に分化できる胚性幹細胞のような細胞に変えることができるようになった。そのためには、変化させたい三、四個の特定の遺伝子を、皮膚細胞に注入すればよい。将来的には、一人あるいは二人の人間（同性あるいは異性）の皮膚から擬似精子や擬似卵子を製造し、これらを受精させて胚をつくり、代理母あるいは人工子宮で胚を発育させることによって、赤ちゃんが誕生するかもしれない。

最初の細胞が一人あるいは二人の男性から採取されたのであれば、生まれてくる子どもは、男の子ないし女の子であるが、女性の皮膚からであれば、女の子しか生まれてこない。もちろん、女性の細胞から精子をつくったり、男性の細胞から卵母細胞をつくったりするとは驚きである。めまいのするような話であるが、こうした行為を人間に対しておこなうのであれば、倫理問題についで、きちんと対処しなければならない。当然ながら、先端の生殖補助医療についてすでにもちあがった多くの反論を、ここでもしっかりと当てはめなければならない。胎児の発育異常や将来的に障害が発生する確率は、きわめて高いかもしれない。

しかし、卵細胞内精子注入法（ＩＣＳＩ）の場合のように（体外受精の古典的な方法となった）、当初は偶然性が付きまとう制御不能な手法が、子どもにとって無害であることが証明されると想像してみよう。そのとき、我々はこのような技術革新に対して、どのような道徳的な感情を抱くことになるであろうか。つまり、これは生殖に関する完全な脱セックスであり、生殖に関するあらゆる決まりから解放されるという可能性である（この技術は、かなり以前に死んだ人の、保管しておいた細胞にも応用可能となるであろう）。人間の製造業への扉が開かれる。

このような技術を不妊治療に限って応用すると確約するだけでなく、その利用によって、人間の特異性や人間性そのものが根源的に脅かされるということを、しっかりと解明しておかなければ、このような技術の利用は正当化できないであろう。

代理母をめぐる問題

代理母は他人のための妊娠であり、ある女性が別の女性の卵母細胞を使って、誰とも肉体関係を一切もたずに子どもを身ごもる医療技術である。他人のための生殖と、他人のための妊娠は異なる。前者では、子どもを身ごもる女性は、遺伝子上の母親である。後者では、子どもは依頼主のカップルないしドナーの配偶子によって宿ったことから、女性は妊娠するだけの人物である。こうした人工授精の技術により、親子関係の権利に関する根本的な決まりが再考されるようになった。フランスの法律では、母親とは出産する女性である。ローマ法には「母親は常に確実」とあるが、これは「父親は必ずしも確かではないが、母親は確かである」ということである。

フランスでは、一九九四年に制定された生命倫理法によって、代理母の実施が禁止されたために、多くのカップルは、代理母が禁止されていない外国（ウクライナ、カナダ、アメリカ）へと向かった。ところが、フランスの領土においては、代理母で出産した場合の親子関係は認められず、この子どもたちは、「身分証明書のない存在」となってしまう。

生まれてくる子どもの利益、女性が利用されるリスク、身体を商品化すること、女性の尊厳が侵害されることなど、倫理面での論争が起きている。他人のための妊娠には、三人あるいは四人、さらには五人の人物が関与することになる。すなわち、カップル、契約を交わした代理母、医師、場合によっては卵子のドナーとなる女性などである。重要なポイントは、原則として代理母は、出産時に子どもを放棄することを約束することである。つまり、代理母は、契約によって子宮となるのであって、いかなる場合であっても、母親になるのではない。言い換えると、代理母の契約は、一般的に有償の妊娠サービスの提供にともなう一時賃貸契約、あるいは少なくとも、子宮の利用権の一時的な譲渡を意味する。

ここでもまた、代理母がもつ自律の本当の部分が、議論の問題点を明らかにする。つまり、他の女性（あるいはホモセクシュアルのカップル）のために子どもを身ごもる代理母という作業が、常に（ときどき？）無償行為であることなど、想像できるであろうか。他人のために妊娠するという行為を法制化しようとする者は、フランス人女性が代理母を求めて外国に行くことを防ぐために、代理母に関する規制措置を提唱している。彼らの論拠は次の通りである。代理母を合法化することは、女性が自らの身体を管理するのを認めることである。代理母とは、与える行為であって、打ち捨てる行為ではない。最も重要なこととして、代理母は、赤ちゃんが望まれて生まれてくることを知っている。代理母は、出産後も「子どもを誕生させようと意図した親」とつながりをもつ場合もある。

代理母が自らの子宮を無料で貸し出す場合もあるという事例が、しばしば引き合いに出される。しかしながら、ほとんどの場合が有償であり、無償は稀であるので、私は納得できない。自身の生殖能力を他人に利用させる際には、報酬の問題が生じる。アメリカでは、代理母契約の報酬は、平均して一万ドルから七万ドルと、かなりの収入源となっている。最新の調査によると、代理母契約を結んだ女性の九五％は、経済的な理由をその動機に挙げているという。

代理母が妊娠中の子どもに愛着を感じてしまった場合は、どうしたらよいのだろうか。胎児の存在を感じるようになった女性が、胎児が動くことに感動し、お腹の中の子どもに愛着を感じてしまうというケースである。契約上、彼女は出産時に赤ちゃんを引き渡さなければならないのだから、彼女にその子を愛する権利はない。これは恐ろしい状況ではないか。契約によって、女性が九カ月間にわたって「足のついた子宮」と化し、母性愛の芽生えは契約の破壊に相当する行為とみなされ、場合によっては、罰せられることもありうる。はたしてこんな状況を容認することなど、できるだろうか。

しかしながら、ごく稀なケースではあるが、姉妹、娘、親友のために子どもを身ごもるという、寛大で連帯感にあふれる申し出も存在する。こうした行為の価値を引き下げるつもりは毛頭ない。しかし、代理母の九五％は商業契約に基づいたものであり、これは代理母側の経済的な理由がその動機となっている。「自分たちの胎内に宿る果実」に夢中になることは許さず、妊娠中は「生きた人工子宮」になることを契約によって彼女たちに厳命することは、非人道的かつ軽蔑に値する行為であるように思われる。

したがって、赤ちゃんを産んだ女性を母親とする規則は、変えるべきではないと思う。そのとき、出産した赤ちゃんを代理母が見捨てた場合に、赤ちゃんの養子縁組を円滑におこなうことは、子どもの利益を考えて、私は反対ではない。この場合の代理母とは、代理母契約の法的効力がおよばない外国で暮らす女性も含まれる。

ヒト胚の所有権の移動を認めるという異例措置についても、研究しておく必要がある。これは代理母の胎内に宿るヒト胚を、正式にヒト胚の所有者から代理母へ無償譲渡することを意味し、代理母が出産する赤ちゃんの養子縁組を放棄しない限り、彼女を正真正銘の母親とする措置である。このような私の考えを大胆だと思う人がいる一方で、ずいぶん控えめだと思う人もいるであろう。だが、こうした仮説を立てると同時に、これを専門家、医師、心理学者などが提供する情報を基にした裁判所の決定と照らし合わせていくこと以外に、不測の事態を想定する方法はない。

閉経後の妊娠

出産適齢期を大幅に超えての出産という夢は、技術面では生殖補助医療のおかげで、二十年ほど前からかなうようになった。まず、卵母細胞の提供、試験管、精子のサンプルを利用して胚をつくり出し、それからホルモン治療によってこの胚を受け入れる準備の整った、閉経した将来の母親の子宮に移せばよいだけである。

自分の祖父母あるいは曽祖父母に相当する年齢の両親を持ってこの世に登場する子どもの未来とは、どんなものであろうか。だが、こうした疑問は、母親や赤ちゃんをめぐるリスクに比べれば、たいしたものではない。

高齢の女性が妊娠することには、リスクがともなう。高齢の妊婦が罹る合併症としては、高血圧、心血管疾患、妊娠中毒症、糖尿病、妊婦ならびに胎児の死亡などがある。このような妊娠合併症により、子宮での胎児の発育が遅れるため、早産児や未熟児など、生まれてくる赤ちゃんにも影響をおよぼす。担当医は、母親が将来に被るあらゆるリスクに、目を光らせていなければならない。

また、閉経後の妊娠には、特異な状況がともなう。若い代理母は出産時に子どもを手放すが、それはその子が卵子を提供した女性の子どもであると、契約によって定められているからである。一方、閉経した妊婦は、自分が子どもを身ごもって出産するのだから、自分がその子の母親になるのだと考える。しかしながら、一般的に両者とも、生物学的には、自分の子どもではない子どもを身ごもることになる。唯一の例外は、閉経した女性が、社会的地位を築き、時間的な余裕ができたと判断したときに、若かった頃に冷凍保存しておいた、自分の卵母細胞を利用しようと決心した場合だ。

女性の人生は、職業における自己実現からスタートするべきであり（つまり生殖が可能な時期）、子どもを産みたいのであれば、充分な私財を形成してから、若い女性の卵母細胞を利用した胚を奮発して購入すればよいではないか、という考え方もある。女性がこのような考えに基づいて高齢になってから子どもを産みたいと願い、社会がこれを優遇するのであれば、その社会は狂っている。我々は、女性の出産・育児と職業キャリアの両立を最大限に支援することにより、こうした逸脱を阻止しなければならない。女性の社会的な昇進を妨げる「ガラスの天井」が打ち破られる時代には、女性は躊躇なく、今よりも若くして母親となるであろう。

子どもが持てなかった五十歳代の女性が妊娠できるという希望は、「ベビー・ビジネス」を加熱させている。これはきわめて遺憾である。五十歳を過ぎた行動的で魅力的な女性が、子どもを欲しいと願うことは理解できる。男性は高齢になってからの生殖が可能であり、これは是正すべき不平等であるとも思える。しかしながら、子どもが欲しいという願いに正当性があったとしても、社会には、その願いを満たす義務などないのではないか。だが、議論の余地はある。いずれにせよ、閉経後の女性が母親になりたいと願うのであれば、我々は、彼女たちが歳をとる前に母親になれる社会を築くべきであるのだ。

なぜ生殖クローンに反対するか

二十一世紀には、おそらく子どもを産む目的の生殖クローンが登場するであろう。生殖クローンは、完全な不妊である場合の最終的な解決策になるという意見もある。これは個人あるいはカップルがあらゆる不妊治療を試したが、すべて効き目がないことが判明した場合である。では、いったい誰が生殖クローンに反対するのであろうか。宗教の立場から、人間は神のもつ力を不当に我が物としてはならないと主張する者、精神分析を引き合いに出す者、親権構造が不安定になることに疑問を感じる人類学者も反対している。

私自身も生殖クローンには断固反対であるが、これまでの彼らの議論には、まったく納得できない。生殖クローンという技術そのものが完成すること自体は、それほど大きな衝撃をもたらすことはないだろう。

人間の個性という基本的な原則が見直されるのではないか、という危惧は杞憂となった。離婚した者同士がそれぞれの子どもを連れて再統合された家族や、ホモセクシュアルのカップルや異性のカップルにおいても、子どもには適応能力があることが判明した。議論の焦点は、これまでの主張以外のところにあると思う。

おもな疑問は、子どもが自律を養う過程にあると思う。遺伝子テストや性別の選択については、前に述べたように、人間が人間に対して行使できる影響力を制限する必要がある。まず、生殖時における親の、自分の子どもに対する影響力を限定しなければならない。医学の進歩によって親が自分たちの生殖をコントロールできるようになったこと自体は、よいことである。昔であれば不妊に悩んだ夫婦は、今日であれば子どもを持つことができる。避妊手段のおかげで、生殖可能なカップルは、ほぼ望んだ時期に子どもを持つことができるようになった。

両親は、自分たちが与える教育や、伝える価値観により、子どもに影響を与え、子どもをしつけ、子どもの人格を形成していく。子どもの精神的な自律を打ち立てるための支柱の一つは、その子の生物学的な自律に宿っている。したがって、子どもの持つ偶然の特異性こそが、両親の支配から逃れることができる要因の一つとなる。精子と卵子が結びつく際には、両親のもつ遺伝情報に偶然性が働く。生殖を担う両親は、生まれてくる子どもの特徴を決定することはできない。たとえ兄弟であっても、子どもは、全員が異なる。両親が自分の子どもの生物学的な特徴（頭髪の色や体格など）を選ぶことは、避けるべきである。

偶然性は、防御装置である。両親や、自分の特徴を決めた誰かを糾弾するよりも、偶然性を呪ったほうが精神衛生に良い。自律が確立されるためには、決定されていない領域を、何としても保護することが肝要である。ところが、生殖クローンでは、「事前にデザインされた子ども」が登場することになるのだ。法律によって生殖クローンが認可されると、生殖を担う両親は、性別、瞳の色、頭髪の色、体格、さらには性格なども、自分たちの子孫に課すようになるであろう。

人間はお互いに尊重し合わなければならないのだから、何人《なんぴと》たりとも誰かの意思に完全に依存するようなことがあってはならない。それは自らの身体についても同じである。偶然が与えた性別に苦しみながら生きる人が、性別を変えたいと願い、あらゆるホルモン治療や外科手術に助けを求めることについては前述した（第2章の「性転換へのあまりに単純な回答」参照）。生殖クローンの場合には、このような問題が残酷な様相を呈することになる。ある人物が、自らの状態は第三者（生物学者や両親）によって決定されたものであることを知った場合には、自分が嫌でたまらない性別を勝手に選択されたとして、彼らを告訴したとしても不思議ではない。究極の状況においては、究極の心理状態が予想される。

生殖クローンで生まれた子どもは、遺伝子のコピー先の人物に従うか、あるいは逆に遺伝子コピーという事実を拒絶するかで、迷うことになるであろう。生殖クローンから生まれてくる子どもが精神的な悩みを抱えるであろうことは、想像に難くない。もちろん、こういう予想は不確実なものであるし、子どもは自身の奇怪な状況に順応するために、見事な柔軟性を発揮するという反論もあるだろう。しかし、リスクを冒すことにもなる生殖クローンに、正当性はあるのだろうか。他者の身体を独断で我が物とすれば、他者の尊重という原則に反することにもなる。

もう一つの観点としては、私生活の侵犯である。生殖クローンで誕生した人物は、クローンをおこなった人物が、自分の生物学上の私生活を侵害したと非難することもありうる。これは彼の権利である。暴行の被害にあった子どもや女性のように、この人物は、自らの完全な尊厳の回復を要求することができると同時に、自らの尊厳を侵害したことを理由に、暴行（生殖クローン）を働いた人物を告訴することもできるのではないか。

つまり、倫理的な態度からは、三つのポイントに落ち着く。人間の生殖クローンを阻止するためには、あらゆる手段を講じること。万が一、決まりを破ってクローン人間が登場した場合には、その子を被害者として保護すること。違反者を告訴することである。

「医薬用の子ども」を産む

医薬用の赤ちゃんとは、家系的な遺伝子疾患に悩む兄や姉を治療する目的で生まれてくる子どものことである。出産時のへその緒の胎盤の血液から採集される幹細胞が、兄や姉のために利用される。「医薬用の子ども」という表現が適切でないとしても、二〇〇〇年のモリーの事例をきっかけに、「医薬用の子ども」は、世間では広く知られるようになり、議論が沸騰した。

アメリカ人カップルの間に最初に生まれた女の子モリーは、出生時からファンコニー貧血に苦しんでいた。重度の遺伝子疾患（家族にもよるが、十個の異なる遺伝子が関係している）であるファンコニー貧血は、造血システム（血液細胞の製造）、皮膚、臓器に異常をきたす。とりあえず輸血を繰り返すことになるが、輸血だけではいずれ死に至る（一般的には、十歳までに死亡する）。唯一治癒の期待できる治療法とは、造血幹細胞（赤血球などを提供する骨髄の細胞）の移植である。これは患者に適合するドナーから摂取される。モリーの両親は、体外受精と着床前診断を利用して、次は遺伝子疾患のない子どもを誕生させようとした。

この試みは失敗に終わったが、次のようなアイデアが浮かんだ。数多くの胚のなかから、突然変異による遺伝子疾患のない胚を慎重に選び出すと同時に、モリーの免疫システムと一致するドナーを誕生させようというアイデアである。シカゴ大学の生殖遺伝研究所の所長ユーリ・ヴァーレンスキーは、悪い遺伝子をもつ胚をすべて排除し、ＨＬＡ（ヒト白血球型抗原）の型がモリーと一致するアダムという男の子を選び出した。アダムの誕生時に胎盤が採取され、五〇～八〇ミリリットルの臍帯血《さいたいけつ》（へその緒の血液）が抜き取られた。この血液から造血幹細胞を確保し、これをモリーに移植したのである。その後、モリーの容態は完全に安定したという。

これは治癒したすばらしい事例であるが、基本的な疑問が提起されることになった。すなわち、他者を治癒するために、子どもを生ませてもよいのであろうか。また、医薬用の子どもをつくってもよいのだろうか、という疑問である。モリーに対する移植の重要性は理解できる。両親のモリーに対する愛情と不安を疑うつもりはない。しかしこのような医療行為に対しては、当然ながら現実的な倫理問題や心理的な異議がもちあがる。黙認されることはない。この医療技術は、子どもはまず自分自身のためにこの世に登場すべき存在である、とする原則に反するように思える。アダムの受胎には、モリーを治癒する目的もあった。アダムは、彼の姉を救うという希望とともに誕生したのだ。

現実には、子どもの存在とは常に願いであり、計画であり、それ自体が目的である。「仲なおり」するために子どもをつくるカップルもある。家系を永続させるために後継者をつくる王室の家族もある。祖国を守るために子どもをたくさんつくる国粋主義者を、どのように判断すべきか。したがって、医薬用の子どもの利用が必ずしも悪いということにはならない。アダムとモリーの両親は、もう一人の遺伝子疾患のない子どもが欲しかったので、体外受精後の着床前診断をおこなったのだ。両親は、三人目に生まれてくる子どもが、モリーの治療に利用できるという可能性も期待した。主体としての子どもであり、目的としての子どもである。だが、これは一般的な状況とは大きく異なる。

人間を選択するという危険性が、問題の核心である。アダムやモリーという特定の事例が、人間の生殖が、医薬品となる「大きな使命」をもった人間を製造することにつながる恐れがあるのだ。あらかじめ他者が決定した計画に従い、年下の子にとっては、病気の年上の子のための細胞貯蔵タンクの役割を引き受ける以外に選択肢がないのであれば、これは自律を喪失した細胞貯蔵者の製造計画になってしまう。これは、他者が自分にとって有用性があると判断する、人間をモノとみなす究極の功利主義である。医薬用の赤ちゃんは、最終的に「道具としての赤ちゃん」になるのではないか。カントは、「あなたの人格および他人の人格における人間性を常に同時に目的として扱い、決して単に手段としてのみ扱うことがないように行為せよ」という大原則を掲げた。だが、その人間は他人のために働くことしか目的がないという考え方は、この大原則をないがしろにする。

　では、医薬用の子どもは、非道徳的なのであろうか。国家倫理諮問委員会（ＣＣＮＥ）のメンバーである私は、モリーの事例には賛意を示した。しかし、私は、医学の進歩が提供するこうした可能性からさまざまな複雑な問題が生じることになる、もう一つの事例を考察することになった。次の事例によって、悲嘆を和らげる目的により個人的な願いをかなえたいという要求と、人間の平等と自律という人間関係の基本的な原則を尊重せよという要求が、相反することがわかっている。

　それはモリーと似たようなフランスの事例で、フローリアンの両親の申し出であった。急性骨髄性の白血病に罹ったフローリアンは小康状態にあったが、両親は再発を恐れていた。すでに四人の子どもがいたフローリアンの両親は、もう一人子どもが欲しいとひそかに願っていた。彼らには、体外受精を利用する理由はまったくなかった。なぜならば着床前診断によって、重度の遺伝子疾患のある子どもが生まれることを避ける必要はなかったからである。彼らがもう一人子どもを欲しいと願う唯一の理由は、フローリアンを治療するための追加の人材を確保したいからではなかっただろうか。

こうした事例は珍しくない。白血病の子どもをもつ両親のなかには、ドナーとなり得る人材を確保したいという願いから、最も自然な方法として、あわててもう一人子どもをつくる場合がある。実際、臍帯血（へその緒の血液）から採取した造血幹細胞の移植は、白血病の再発を防ぐための効果的な治療法である。フローリアンの場合は、体外受精の利用によって、胚のなかから彼の将来のドナーを選択し確保できる可能性もあった。したがって、フローリアンの両親は、当時のフランス大統領であったジャック・シラクに〔胚の選別を〕直訴した。この事例は、国家倫理諮問委員会（ＣＣＮＥ）において検討されることになった。

この場合は、フローリアンの病気が再発するのであれば、生まれてくる子は、彼を治癒する手段として正当化される。両親が子どもをもう一人増やしたいと思う唯一の理由は、年長のフローリアンを治癒することにあったと思われる。すでに大家族であり、家族の人数をもっと増やしたいという願いは、理由にならないと思われた。

要するに、この子は、自分の兄の治療のためだけに生まれてくることになるのではないか。移植が失敗するリスクもかなりある。さらには、患者がドナーの移植組織に拒絶反応を起こすこともあり、この場合、ドナーの細胞がレシピエントを内部から破壊することになる。兄を助けると期待された子が、兄を殺す可能性もあるのだ。フローリアンとモリーの事例は、似たような状況ではあったが、ＣＣＮＥはフローリアンの事例では、否定的な見解を示した。

フローリアンの事例では、移植可能な胚を選別する目的で、着床前診断や胚の選別に医師や国が介入し、認可し、それを実施することを要求できるのか、が問題となった。ところで、たとえ公権力や専門家が両親の願いを理解したとしても、彼らだけで両親の願いが実現されるわけではない。彼らは、この判断にともなうさまざまな利害も検討しなければならない。たとえ他に医学的な手段がないとしても、フローリアンの利益とは、自分とHLA（ヒト白血球型抗原）の型が一致した弟や妹をもつことなのか、を考えてみる必要もある。もちろん、両親の悲嘆も理解できる。しかしながら、生まれてくる子どものことも、きちんと考えなければならない。兄を治療することだけが存在理由なのではないかと疑われた、その子どもの存在とは、何なのだろうか。もしその子がその役割を果たせないとしたら、さらには兄を殺してしまったとしたら、その子の存在とは、何なのだろうか。

CCNEは、フローリアンの事例においては、胚を選別するという医療行為を認可するようフランス大統領に進言することはできないと考えた。きわめて重要なことは、第三者の利益だけのために、体外受精や胚の選別という医療行為を蔓延させないことだ。これは科学的な見解ではないが、可能な限り最も理性的な形でおこなわれた議論の末に採択された、共通の見解であった。こうした議論の利点は、議論に流れる合理性を提示することにより、他者および反論者が見解の論拠を理解できるようにすることにある。両親の悲嘆をしっかりと認めながらも、否定的な見解を示すことは、非人道的なことではない。この見解は、生まれてくる子どもを考慮したうえで下されたが、道徳的な問題によっては、科学で解決できないことも物語っている。

ヒト胚の宗教的・法的位置づけ

ヒト胚の位置づけは、まず合理性のない宗教論争になってしまうので、胎児の位置づけと同様に、ほとんど解決不能な問題（そして論争）を引き起こしてしまう。この問題に触れることに私がためらう理由は、誠に残念ながら、これこそが倫理をめぐる大方の討論の中核にあるテーマだからだ。

すべての宗教は、ヒト胚が人間としての生命を持ちはじめる時期について、自問している。古代ギリシャの人々も議論したこの問題は、キリスト教がはじまった初期のころから今日まで、キリスト教教会を揺り動かしてきた。射精したときに神を源とする魂が胚に吹き込まれて、胚は生命を得ると考えられていた時代もあった。また、魂は呼吸とともに訪れると考えられていた時代もあった。これは、アウグスティヌスが熟考した後にたどり着いた見解である。

アウグスティヌスは、神の魂はすぐに胚に吹き込まれるとする原則は、各自がもつ原罪の問題と矛盾すると考えた。神が各自に新たな魂をおつくりになったとすれば、その魂は、原罪がまったくない純粋で穢れのないものであるはずだ。だが、それは不可能であると彼は考えたのである。霊魂出生説〔霊魂は両親から伝えられるとする説〕を唱えた彼は、魂は身体と同時に発展するという結論に至った。魂自体が、生殖を担う両親を仲介して、原初の呪い〔原罪〕を引き継ぐと考えたのである。

トマス・アクィナスは、植物的な栄養を摂取するだけの魂というアリストテレスの見解を継承し、知性的な魂は、男性の胚では四十日目に、女性の胚では九十日目に現われると説いた。しかしながら、アクィナスは、アウグスティヌスやアリストテレスの「霊魂出生説」とは一線を画し、神が無から新たに魂を次々に創造するという考えに傾いていた。つまり、胚が人間としての生命を持ちはじめるのは、しばらく時間が経過してからと考えたアクィナスは、ヒト胚は発育過程で人間としての生命を持ちはじめるが、霊魂出生説ではなく「霊魂創造説」の立場をとったのである。

トマス・アクィナスが「霊魂創造説」を唱えた後に、これが見直されることはなかったが、ヒト胚がすぐに人間としての生命をもつと考える者と、しばらく時間が経過してからと考える者との間で、激しい神学論争が継続した。ユダヤ教徒やイスラム教徒の間では、こうした論争はそれほど激しくない。妊娠中絶は禁止されているが、彼らはヒト胚が即座に人間としての生命を持つとは考えていない。

一八六九年には、教皇ピウス九世により、教会の立場は、ヒト胚は即座に人間としての生命を持つという考え方に変わった。今日では、ほとんどの神学者は、もう少し穏健な見解を示している。「我々は、ヒト胚の定義を提示できないし、魂が肉体に宿る瞬間を明示することもできない。だが、人間となるヒト胚については慎重に考えるべきである。そこでヒト胚は、受胎のときから人間であると考えることにしよう」。

一方、霊魂創造説に完全に忠実な姿勢を示し続けたギリシャ正教会は、四世紀のカッパドキア三教父〔三位一体など正統教義を確立した三人のキリスト教神学者〕の「ヒト胚は即座に人間としての生命を持つ」という考えに固執している。「疑いを挟む余地はまったくない。ヒト胚は受胎のときから人間である。つまり、それは精子による卵母細胞の受精のときからであり、雄性と雌性の「前核」が融合したときからである」。

神学者もヒト胚が人間となる瞬間を定義することについて、ためらいを感じている。つまり、この問題に関する見解は、宗教によってまちまちであるということを忘れてはならない。

他方、不可知論では、人間の価値と尊重が最大の倫理的な使命であるが、そうした人間の卵細胞と人間との関係について考えることになる。言い換えると、単細胞やヒト胚という「細胞の塊」に対しても、人間と同等の敬意を払う必要があるのかという問いである。

では、ヒト胚の位置づけは、どうなっているのだろうか。フランスの民法には、モノとヒトという二つの法的カテゴリーしかない。モノは物権であり、ヒトは人権である。だが、ヒト胚は、モノでもヒトでもない。ヒト胚が法的なカテゴリーに収まらないとしても、法的な保護を受けられないということではない。生命倫理法の冒頭にも取りあげられている民法第一六条には、「法律は、人間の優位性を約束し、人間の尊厳を侵害するあらゆることを禁じる。また、法律は、生命がはじまったときから人間の尊重を保障する」と明記されている。

ヒト胚の法的な定義について、意見の一致は見られない。イギリスでは制限が定められているが、功利主義的な観点からのヒト胚に関する実験は、事実上自由におこなうことができる。しかし、実験は未分化のヒト胚に限られ、痛みを感じる神経システムの萌芽がみられる十四日目までと制限されている。この十四日目というのは、一つのヒト胚が双子に分化する可能性がなくなる瞬間でもあるため、ヒト胚が独自性をもつ瞬間でもある。この独断的なルールは、道徳的な思考から決定されたとは言いがたいが、これを支持する者に言わせれば、きちんと制限ラインは定められたということだ。

また、ヒト胚に魂が宿るのは、母親とヒト胚との実際的なつながりが成立した瞬間であり、ヒト胚がしかるべき場所に配置された瞬間であるという見解もある。つまり、子宮の粘液のなかにヒト胚が移された瞬間である。また、七日目にヒト胚の透明膜が破れて外に出る瞬間という見解もある。さらには、ヒト胚の究極目的は一つしかないという見解もある。この見解によると、精子が卵母細胞を受精した結果である接合体、つまりヒト胚の究極目的は、人間となることだけであり、一般的な実験材料とはまったく異なるという見解である。こうした見解の相違は、ヒト胚の特異性を物語る。

生命はいつから人間になるのか。魂はいつヒト胚に宿るのか。生物学者は、こういう疑問に答えることができない。遺伝学的にも細胞学的にも、魂の定義は存在しない。

問題を明確にする別の方法もある。ヒト胚は人間であり、類人猿でもネズミでもない。場合によっては、ヒト胚が発育することによって、人間が誕生することもある〔体外へ排出されるものが多い〕。また、生物学者が説明できることは、次の通りである。受精して形成されたヒト胚は、八日目から九日目に子宮壁に着床する。その後、さまざまな発育段階を経て、心臓が鼓動しはじめ、動きはじめる。そして出産に至るまで成長し続ける胎児は、人間と考えられる。

ヒト胚を「潜在的な人間」と定義した国家倫理委員会により、様相が変化した。この「潜在的な人間」という表現が、ヒト胚の特異性の根拠になったと思う。ヒト胚は最終的に人間になる可能性があるわけだが、その発育過程において、人間の尊厳に対して払うべき敬意を、ヒト胚に対しても払わなければならない。だが、それは一体どの瞬間からであろうか。生物学的な定義や、ヒト胚の発育過程だけにとらわれていたのでは、この問いに答えることはできない。ヒト胚を保護するべきであると考えなければならないのは、どの瞬間からだろうか。さらにまた、生物学的な考察によっては、ヒト胚の尊厳とは何かを指摘することもできないであろう。

ヒト胚の発育過程のさまざまな段階の性質と、その発育の結果を混同してはならないし、人間となる兆しと人間を同じものとして考えることは、避けるべきである。ヒト胚には、発育すれば小さな人間となる特異性がある。しかしながら、ヒト胚は人間ではない。ヒト胚はいずれ尊厳をもつ人間になるという前提を、きちんと理解する必要がある。例えば、何の予備知識もなしに、描きはじめたばかりの絵を見せられた状況を想像してほしい。絵心のある者であれば、それが数カ月後には、フェルメールの名画『真珠の耳飾りの少女』になることがわかるはずだ。似たような絵であっても、我々は単なる駄作に対して、これと同じような兆しは感じないであろう。それが最終的には何になるのかを知っている者であれば、驚くべき過程のはじまりが、まったく陳腐なものであるわけがない。つまり、細胞の堆積が小さな子どもになることがわかっている以上、ヒキガエルやネズミの胚とは異なり、ヒト胚には、「感嘆すべき特異性」が宿っていると語ることは、当然であると思う。

私の立場は次の通りである。ヒト胚とは、陳腐なモノではなく、人間となりうる最初の段階であり、人間の生命の出現とは何の関係もない何かを実現するための手段ではない。それは、他の実験材料とはわけが違う。子どもを産むため以外の目的、例えば単に研究のためだけの目的や、あるいは治療に利用する材料を準備する目的でヒト胚をつくることは、私は良いことであるとは思わない。

法律によってヒト胚の研究を進めることは認めるべきだが、そのための特別な条件を定めなければならないと思う。子どもをつくる目的がない場合や、とくに研究だけが目的の場合には、ヒト胚を製造することは、慎むように指示するべきだ。しかしながら、こうした研究は禁止されていない。なぜならば、ヒト胚は受胎したときから人間であると考えるギリシャ正教を信じる者にとってさえ、医学が進歩してきたのは、これまでに生命のあらゆる年齢において研究がおこなわれてきたからだ。

さらには、ヒト胚の十個のうち、およそ七個から八個は、愛し合った結果できたものであろうが、試験管でできたものであろうが、子どもになることはない。ヒト胚は、月経が少し遅れた後に体外に排出されるか、液体窒素の中で保存された後に、消え去る運命にある。このようなヒト胚を不妊治療の研究に利用したり、胚性幹細胞や再生医療の研究を進歩させるために利用したりするよりも、液体窒素の中で死なせてしまう、あるいは他の用途に用いることなく破壊してしまうことのほうが倫理的である、と主張するカトリック教会の見解には、私はまったく納得できない。

結局のところ、私は、ヒト胚の特異性を完全に否定することは認めないとしても、人間の生命において唯一研究対象とならない年齢は、胚の時期のときだけであるとする不合理な態度にも疑問を感じる。余剰となったヒト胚の研究は、生殖を担った両親と専門委員会（生命医学の委員会）の了承のもとに、認可されるべきであろう。

不妊治療のための生殖補助医療によって得られた、すぐに使われないヒト胚は、液体窒素の中で凍結保存される。この行為により、最初の試みが失敗した場合でも、ゼロから再出発するのではなく、解凍したヒト胚を出産希望者に移植することが可能となる。したがって、これは誤った行為ではない。もちろん、すぐに妊娠に成功する場合もある。また、カップルが計画を断念することもある（カップルの離縁、死亡、意志をなくしたなど）。実際にフランスの生殖補助医療センターにある液体窒素の容器の中には、余剰となったヒト胚が数万個も保存されている。

人工妊娠中絶と女性の自由

人工妊娠中絶に関する議論が収まる見込みはない。アメリカなどでは、激しい議論から暴力沙汰になる場合もあるようだ。フランスでは、一九七四年にジスカールデスタンが大統領に就任した直後に、人工妊娠中絶法が議会に提出され、シモーヌ・ヴェイユ（時の保健大臣）がこれを擁護した。このときも激しい議論になった。世論が大きく割れたのは、宗教がおもな原因であった。というのは、聖書から派生したほとんどの宗教は、防御する術をもたない人間を殺すことに等しいとして、人工妊娠中絶を徹底的に禁止していたからである。

私は根っからの不可知論者であることに加えて、多くの国民と同様に無神論者であるので、私とは縁のない宗教の定めには無関心である。しかしながら、ヒト胚は「驚嘆すべき特異性」を持つので、人工妊娠中絶という行為が一般的になることは、避けるべきであると考えている。個人的な理由や医学的な理由から、人工妊娠中絶がおこなわれる際に発育を止められる胎児は、切除される腫瘍や胆嚢といった、手術の際に生じる単なる廃棄物ではない。

一部のフェミニストが主張するように、私は、人工妊娠中絶は女性が自分の身体を自由にできる権利であるという考えには、納得がいかない。一九七五年に人工妊娠中絶が合法化されたのは、フェミニスト運動家の「我々の身体は我々のもの」というスローガンに負うところが大きかった。しかしながら、ヒト胚は、それが宿る女性の完全な所有物ではない。いずれにせよ、人工妊娠中絶を罰則化しないことは、本当の進歩であった。もし逆戻りした際には、さまざまな脅威が復活するであろう。逆戻りは、絶対に避けるべきだ。

一九七五年一月十七日に制定されたヴェイユ法は、女性に対する社会的な約束であって、ヒト胚や胎児の価値を否定するものではない。ヴェイユ法は、非合法な人工妊娠中絶による深刻な被害に対する回答であった。私は若い頃に、病院の救急医療サービス部門でインターンとして働いていたが、人工妊娠中絶の手術の後に、敗血症で運び込まれた女性を何人も診察した。バクテリアがたくさん付着した探針を使って、女性の子宮に対して人工妊娠中絶の手術がおこなわれたのである。乏尿症になる者や、腎臓透析を繰り返しても死に至る者もいた。

一般的に、こうした女性たちは、自分たちが犯したリスクについて承知していた。彼女たちの決意は固く、出産しようと思う女性は、一人もいなかった。彼女たちの頼みを断ることができるであろうか。少なくとも母親の命を助けることは、提供できる最低限の医療サービスである。医学は、最悪の事態を防ぐ手段を提供することにより、その「功利主義的な側面」をあますところなく発揮するべきだ。実行する行為自体が正しいか否かを自問する理由はない。

だが、人工妊娠中絶が、絶対的に害のない治療行為になってはならない（治療行為という用語を使うこと自体が筋違いである）。実際には、それは危機に瀕した女性に手を差し伸べる行為である。こういう実用主義的な態度は、ヒト胚の特異性と矛盾しない。私は、ヒト胚にまったく配慮しない態度は許せない。胎児を中絶すること自体は残念なことであるが、女性の選択肢が妊娠の継続か中絶かではなく、中絶しないと女性自身の生命が危機にさらされるのであれば、人工妊娠中絶はこういう女性を保護する手段であると思う。少なくとも母親の命だけは助けようじゃないか。

私は、最高裁判所における討論の際に、妊婦が生まれてくる子どもを失った場合に、彼女の法的な責任について意見を求められたことがある。世間には「胎児殺し」という犯罪を創設しようという大きな動きがある。これは、いわゆる生まれる前の胎児殺しに適用される「過失致死傷罪」である。私は、現実に存在する者（妊婦やその家族など）が最悪の事態に陥らないようにすることのほうが重要であると思う。これが法制化された場合には、流産を引き起こした者が厳しく罰せられることが予想される。将来の母親は、自分のお腹の中で胎児の動きを感じ、すでにエコー検査で何回か胎児の姿を確認して、愛情が芽生えていたはずである。将来の母親と胎児との自然な関係を考慮すれば、彼女に対して罪を問う気にはなれない。

それどころか、胎児殺しの罪を創設した場合には、女性自身が危険な状況に陥ることになる。妊娠中に仲が悪くなったカップルの場合は、どうなるのであろうか。また、軽率にも妊娠七カ月のときに乗馬に興じたために、流産してしまった場合は、どうなるのであろうか。夫や夫の家族が、軽率な態度を理由に彼女を胎児殺しとして告訴することもありうる。

他者の保護を約束しようと心がける場合には、他者の利益に配慮し、法律によって大多数の者が最大限に保護されるよう尽力しなければならない。法律には、当然ながら恣意的となる限界があることを認めなければならないが、誕生する前の胎児をどうやって法的に保護するのであろうか。生まれる前に殺すことはできないという枠組みにとどまるほうが、良いのではないだろうか。殺人は、相手が生まれてからしか遂行できない。胎児の法的な立場を急いで明確化する必要もなければ、胎児を人間とみなす必要もないのではないか。反対に、我々は人工妊娠中絶を罰則化しないという決定を、撤回させようとする勢力への警戒を怠ってはならない。

二〇〇八年に最高裁判所は、死産した子どもだけでなく、妊娠二十二週以前に流産した生存できない胎児にも、登録証書を発行することを決定したが、この件に関して、前述の理由から、私はあまり積極的に賛成できない。確かに、待ち焦がれた子どもをあきらめなければならない両親の悲嘆には、大いに同情する。これは彼らの記憶に、大きな傷跡となって残ることになるだろう。しかしながら、それは公的権力の支援をもとめることなく癒さなければならない、個人あるいは家族の悲劇である。発育段階も考慮せずに、出生前の胎児に登録証明を発行して法的存在を認めることは、出生前の人間に対する殺人罪あるいは胎児殺しを認めることにもつながるであろう。これは一九七五年に制定された人工妊娠中絶法と、人工妊娠中絶そのものに対するダモクレスの剣〔栄華のなかにも危険が迫っている比喩〕である。

ヴェイユ法は、実際には二つの明確に異なる部分から構成されている。一つめは、前述した妊娠十週末満の段階で、医学的な人工妊娠中絶の処置をおこなうことができるという部分である。二つめは、出生前診断により、生まれてくる子どもが病気に冒されていたり、重度で治癒不能の障害を抱えていたりすることが予見できる場合には、医学的な人工妊娠中絶の処置をおこなうことができるという部分である。

一九七四年と一九七五年におこなわれた討論では、三つの主張が浮かびあがった。一つめは、「プロライフ〔中絶反対派〕」運動を展開する者たちの主張である。彼らによると、あらゆる生命は神聖であり、命の推移を中断することができるのは神のみであるという。二つめは、重度の障害をもつ子どもは、科学の失敗であるとする「共和制の優生学〔ドイツのワイマール共和制を指すと思われる〕」に賛同する者たちの主張である。重度の障害をもつ子どもが生まれるのを防ぐことは、社会的な責任であるから、出生前の検査結果によっては、人工妊娠中絶という手段を付与するべきである、という主張である。三つめは、議会が選択した主張である。女性がお腹の中の赤ちゃんの異常を知った悲劇的な状況において、良い解決策はない。しかしながら他者は、カップル、とくに事実を知らされた女性が何をなすべきかを決定することはできない。したがって、女性が自らの義務として強く感じることに従い、例えば宗教的な信念など自己の規範に従って、自分の選択を明らかにしてもらおうという主張である。

道徳的、政治的、民主的に大きな価値をもつ主張が選択され、責任と自由を織り込んだ本物の法律が制定されたのではないか、と私は思う。立法機関は、「きちんと情報を得た当事者」となる女性を、第一に配慮することにしたのである。女性は、自分の責任と感じることや、医師に実行してもらいたいことを、自由に表現できるようになったのだ。

精神やヒト胚は相続財産になりうるか

死後の体外受精とヒト胚の移譲は、認められていない。これは、カップルのどちらかが生殖補助医療を利用する明確な意志を示していた場合でも、同様である。禁止されている理由は、子どもの権利の尊重である。なぜならば、相続権などの親子の権利関係が混乱するからだ。しかしながら、これが禁止されたので、他のカップルが遺族のヒト胚を譲り受けることができなくなった。死後のヒト胚の移譲と生殖は、分けて扱うべきであろう。

死後のヒト胚の移譲の場合には、次のようなケースが考えられる。あるカップルは、男性が死亡する前に生殖補助医療を受けた。体外受精の後に、ヒト胚は冷凍保存された。男性は死んだが、女性は愛し続けるその男性の子どもを産みたいと願った。そこで彼女は、ヒト胚を解凍するように要求した。この場合、どうすればよいのだろうか。喪に服する彼女は、悲しみに沈み込んでいる。よって、彼女が早急な決断を下すことは避けるべきである。少なくとも一年間の猶予期間を設け、意志が固まるまで、母親になるための心理カウンセリングなどを受けたほうがよいだろう。とくに、この女性は、将来的に新たな男性と出会い、その人物と子どもをつくりたいと思う可能性や、生まれてくる子にとっては、父親のいない子として生まれないほうが望ましいのではないかなどについて、じっくりと考えてみる必要がある。

話し合いの後、なおも女性の意志が固い場合でも、社会が彼女の要求を聞き入れないことは可能だろうか。この二人の人物は、男性も女性も、彼らのヒト胚を使って子どもをつくる計画を持っていた。社会が彼らのヒト胚を奪う理由はまったくない。ヒト胚は、社会による「国有化」が可能なモノではない。確かに、ヒト胚は遺族に相続される「相続財産」でもない。しかしながら、半分は彼女自身のために、そして残りの半分は死んだ男性パートナーのためにおこなう、ヒト胚の将来的な利用法に関して、結局のところは、彼女の気持ちをもち出す以外に方法はない。

これとは逆に、死後の生殖、つまり授精の場合は、ヒト胚の移譲よりもはっきりしない。例えば、ガンに罹った男性が化学療法を受けている場合や、両方の精巣がガンに侵されたために摘出される場合には、治療をはじめる前に精子を採取して冷凍保存しておく。これは、化学療法が男性の生殖機能をきわめて悪化させる恐れがある場合に、男性が治癒した後に生殖の可能性を残しておくための常套手段である。

しかし、男性が万が一死んだ後に、彼のパートナーである女性が受胎した場合は、患者であった男性の立場がどうなるのかはよくわからない。というのは、このような事例がまだないからである。パートナーを受胎させるために自分の精子を利用してもよいという同意は、この状況には適用できないであろう。このようなケースでは、女性がパートナーである男性の財産のなかから、生殖目的で彼の精子を相続することは容認できないであろう。というのは、生殖目的の精子の利用は、ドナーの了承なしにはできないからである。社会には、身体の要素を「国有化」する権利も、相続資産とする権利も存在しない。

要するに、ヒト胚の死後の移譲の場合とは異なり、私は死後の生殖行為を禁止する法律を修正しないほうが健全であると思う。これまでにこういう事例は、まだ確認されていないが、男性の患者が、たとえ自分の死後であったとしても、自分の精子が自分のパートナーを受胎させるために利用されることを、明白に了承（あるいは要求）した場合には、前述の異議は成り立たなくなるであろう。しかしながら、我々は最大限の慎重さをもって行動すべきである。実際には、死者の遺したこうした意志に忠実であることは、法律的に限界がある。というのは、遺言は既定のモノを対象とすることであり、取り組む計画を対象としているわけではないからだ。確かに、ヒト胚も精子もモノではない。しかしながら、最初に言及したヒト胚についてはすでに存在するが、精子については、ヒト胚をつくる作業が残っている。

第5章　ヒトは遺伝子の奴隷か

遺伝学というイデオロギー

遺伝学を脅かすおもな危険は、イデオロギーに満ちた悪党どもや、他者を貶める輩が、絶えず遺伝学を乗っ取ろうとすることにある。手短に言えば、イデオロギーに満ちた輩は、科学者が提起した問題に対し、科学者をさしおいて回答するが、科学者自身はその回答を知らない、というような状況である。「生物学が支配する社会」になるリスクは、今にはじまったわけではない。これまでにも、科学的な発見にイデオロギーが入り込み、社会進化論や社会生物学が登場し、人種差別を刺激してきた。

例えば、とくにフランスでは、社会史を通じて系譜学に対する妄想があったことを思い起こしてほしい。貴族などの系譜（「青い血液」をもつ人々）と、「劣っている」と思われる社会的な階級や民族に属している「悪い系譜」とに、階級分けされていた。十九世紀には、生物学を装った議論によって社会的な格差が拡大し、人種差別が助長された。このような議論では、個人がもつ固有の差違は理論的に証明できるという主張がなされた。我々は、こういうイデオロギーの目的のために遺伝学が利用されることを、阻止しなければならない。我々は、誤って理解されている遺伝学のデータの蓄積によって、生物学を装った議論が再燃しないように気をつけなければならない。

こうした疑似科学の言説のほとんどは、遺伝学以前のレベルのシロモノである。だが、遺伝学は、イデオロギーという「水車」に水を注いでいるのも事実である。一九七三年には、初の遺伝子操作がおこなわれたが、これよりもかなり以前から、遺伝学によって個人の価値を高めるという幻想が語られてきた。遺伝学は、他者との違いを語る科学、個人を識別する科学である。したがって、排除のイデオロギーをもつ者は、遺伝学を自らの利益に資するように利用する傾向がある。二十世紀初頭に再発見されたメンデルの法則や、ダーウィンの進化論は、人類史上最も恐ろしいイデオロギーの一つである、生物学的な根拠を装ったナチスの科学的な基盤として利用された。

遺伝学は、人類に多大な貢献をもたらすことができる科学であるが、遺伝学が人類の行く手を阻むことや、人類に根拠のないレッテルを貼ることもありうる。ある種の超自由主義的な社会の指導者、思想家、追従者にとって、遺伝学が願ってもない科学であることは、メンデル以前のダーウィンの時代からまったく変わっていない。資本主義の繁栄によっても暴力や絶望を押さえ込むことができない、ということが判明した場合でも、資本主義システムによって生み出される無秩序や過剰がその原因であると指摘することは許されない。すべては遺伝子の責任にされてしまう。

すべてを遺伝子の責任にする考え方により、社会に適応できないさまざまなタイプの人々に対して、優生学的な手法を適用することが正当化された。例えば、アメリカへの移民をある民族に限って制限することや、問題のある地区における暴力事件の多発を説明することなどである。イデオロギーの偏見に基づいて導き出された科学的な結果が、次々に提示されてきた。これは、ジョルジュ・カンギレムが示した、科学的なイデオロギーの定義を完璧に例証している。つまりそれは、自らの信念を強化するために打ち立てられた、科学という金ぴかで悪趣味な服をまとった偏見である。

数年前から、自由市場を掲げる社会の台頭が遺伝学を力強く後押ししてきたために、超決定論のイデオロギーの論拠に、遺伝学が再び利用されるようになってきた。人類を細かくグループ分けする生命医学の研究を論拠とする、根拠のないレッテル貼りや排除の復活に、人々が危惧の念を抱くのは当然である。DNAの二重らせん構造の発見者であるジェームズ・ワトソンとフランシス・クリックの宣言は、象徴的であった。この二人は、あちこちで、人間の性質の違いはおもに遺伝子が原因であるので、ヒト胚の遺伝子に基づいた選択政策は正当化されると断言してきた。

これは全然驚きではない。というのは、一九六二年にノーベル生理学・医学賞を受賞したワトソンとクリックは、アングロサクソン型の右派決定論者に属する科学者であるからだ。彼らは、不平等を許容する古臭い思想の持ち主であり、しばしば人種差別を許容してきた。彼らの世界観は広く受け入れられたが、その後、その恐ろしさが露呈した。このようなイデオロギー運動は、信用を失って眉唾ものとなったが、ここ数年来、勢力を巻き返している。地理的な条件や民族的な条件に対応した遺伝的な特性が、まじめな医学的研究テーマとなっている。

人種差別の根拠

この潮流は二〇〇五年に頂点に達した。世界で最も権威ある学術雑誌の一つであるアメリカの『サイエンス』に、アフリカ出身の黒人の知的能力が他の人種よりも劣る原因が見つかったと示唆する結論を掲げた、二つの論文が掲載された。この論文の著者たちによると（ブルース・T・ラーンと彼の研究チーム）、脳の発展を促す遺伝子の変異は、三万年前から五万年前に起こったが、これは人類がアフリカを離れた後のことであり、その原因は、アフリカ以外の地域への進出であるという。すべては間違いであるが、論文は掲載された。すぐに絶賛するコメントがいくつか寄せられたが、数カ月後には激しい抗議が起こった。

今日、とくに大西洋の向こう側では、こっそりとではあるが狡猾に、患者の「人種エスニック」の集団に焦点を絞った医学が発展している。医学的な根拠を提示することにより、人種差別に対する罪悪感を、「科学的に」取り除くことに寄与している。

もちろん、特定の遺伝子疾患や疾病傾向が、特定の個体群や民族に頻繁に起こる傾向があることは事実である。例えば、サラセミア地中海貧血[1]や、近親婚が禁止されていない、一部のアラブ諸国でみられる血友病などである。アシュケナジムのユダヤ人（ユダヤ系のディアスポラ（離散集団）のうちドイツ語圏や東欧などに定住した人々とその子孫）には、ゴーシェ病[2]やテイ＝サックス病[3]が多く見られ、アフリカ系アメリカ人は、北アメリカの他の個体群よりも二倍の確率で、心臓血管系の疾患に罹りやすい。

こうした現象の原因は、「創始者効果」として簡単に説明がつく。創始者効果とは、数百年あるいは数千年前に、ある個体群の元になる少数の個体が、ある割合で傷つきやすい遺伝子をもっていた場合、これらの遺伝子は、当然ながら個体数の増えた子孫にも受け継がれ、こうした遺伝子が原因となる疾患にかかる頻度が、現在の個体群では高くなる現象を指す。

人種差別主義者は、この結果を悪用したがる。なぜならば、天により優れた「人種」として誕生した人間には、他者を支配する権利が当然ながらあるとする一方で、「生まれつき劣った人種」が存在すると確信するのが、人種差別であるからだ。

ある個体群にサラセミア地中海貧血やゴーシェ病の発病頻度が高いことを理由に、社会的な優

---

(1) グロビンの一種であるヘモグロビンタンパクの合成が不十分なために引き起こされる、遺伝子の変異に関係した病気。
(2) 遺伝的な要因により酵素が不足するために、分解できない物質が脾臓や骨髄の細胞に蓄積されてしまう疾患。
(3) ゴーシェ病と同じ先天性代謝異常疾患であり、遺伝的な要因により酵素が不足することが原因。テイ＝サックス病の場合には、分解できない物質が脳細胞に蓄積されるために、かなりの若年で重度の脳炎となって致命的な状態に陥る。

劣を語ることはできない。しかしながら、このような疾患原因について、きちんとした説明がなされていないために、世間では人種差別に対する確信が強まっている。人種差別主義者は、人種に生物学的な基盤があるとすれば、生物学的な基盤は、優れた、あるいは劣ったといった人種の一般的な特性も形成するはずであるという結論を、「創始者効果」の事例などから導き出している。

科学的な発見が意味すること、科学的な発見が意味しないこと、科学的な発見を適用しても語ることができないことを説明するのは、遺伝学者の役割である。先端の生物学をもち出して人種差別を語る者がいるが、彼らの主張には何の論拠もないことを明らかにする必要がある。しかしながら、科学的に繰り返し語っても、人種差別やその影響を食い止めることはできない。したがって、哲学的、道徳的な信念に基づいた誓いも立てなければならない。すなわち、人間は、髪の毛の色や皮膚の色もさまざまであり、ある種の病気に対する脆弱性も異なる。しかし、人間の多様性は、不平等ではない。人間の多様性により、各個体群の特性を知ることはできるが、尊厳・権利・潜在能力といった面で、個体群を「格付け」することはできない。遺伝子の研究は、実際には人間の先天的な違いの基盤を打ち立てることになるが、これは人間の価値や運命を語るものでは、まったくない。

しかしながら、遺伝子に関する議論は、倫理・政治・経済・社会などの面における論争を引き起こすので、激化する。二〇〇七年、移民が家族を呼び寄せる際にＤＮＡ鑑定をおこなう、とする法案をめぐる論争により、人間社会の基盤が生物学に置かれる危険性や、人間の複雑性を遺伝子という条件だけに単純化するという、懸念すべき傾向が明らかになった。社会が遺伝学化、生物学化される兆候は、増え続けている。移民の家族に対するＤＮＡ鑑定の実施などは、こうした傾向に便乗する動きである。

すべては遺伝子の責任か

遺伝子と社会的な行動との間に、直接的でほぼ機械的なつながりを打ち立てようとする遺伝子還元主義は、現代思想における害悪の一つである。先天性と後天性に関する昔からの議論が、周期的に盛りあがっている。イデオロギー的な偏見に基づいた科学的な結果が提示されている。例えば、生物学に関して最も権威ある学術雑誌である『ネイチャー』と『サイエンス』の評者のコメントの八〇～九〇％は、社会生物学的な偏見に基づいている。ところがほとんどの場合、遺伝的な要因は、社会的、感情的な要因がおよぼす影響を、緩和する役割を担っているのである。

遺伝子が人間という存在の運命を操るという考えは、誤りであり、狂っている。一つの遺伝子によって、特質は支配されるが、運命が操られることは決してない。一つの遺伝子は、他の多くの遺伝子が関与する複雑なプログラムに作用するだけである。この複雑なプログラムは、生き物がもつ自らの環境に対する反応の仕方を定義する。人間の環境であれば、その人の心理的、精神的、教育的な環境ならびに栄養や衛生状態である。

世界中のメディアが、自殺、犯罪、暴力的な性格、ホモセクシュアルを指向する遺伝子を見つけた、あるいは確認したという記事を定期的に掲載しているが、こういう一面的な見方は、払拭しなければならない。私は、我々の精神が生活環境からの刺激に反応する際に、脳の物質性つまり遺伝子からの影響がまったくないと主張しているわけではない。こうした反応は人間の特徴であり、人間の多様性についてはすでに強調した。すなわち、人間の多様性とは、とくに性格の多様性であり、それは先天的な要因（遺伝子群）だけでなく、教育、文化、人生経験によって築かれた精神的刻印ともいえる、後天的なパラメータに依存する。

確かに、こうした精神的刻印自体も、遺伝的な決定要因の影響を受ける。知識を獲得する能力やある種の習得能力は先天的なものなので、先天性と後天性の結びつきを切り分けることはできないようにも思われる。

私が「新右翼がもつ古くからの妄想」と呼ぶ思想が恐ろしいと感じるのは、秩序を乱す行動に対する個人や社会の責任を回避するための効果的な手段として、遺伝子決定論を利用しようとする動きが、すでに感じられるからである。社会的、経済的に恵まれない特定の環境で、暴力、性犯罪、自殺が散見される際に、それは本人の体質的な性質がもたらした結果であり、我々の社会制度にはまったく問題がないとかたづけてしまったほうが、都合がいい。個人や社会の責任を引き受けることは、人間の現実を、その多様性とともに考慮することを意味する。病気に対する脆弱性には個人差がある場合もあるが、この脆弱性は行動の選択肢の幅に属するものである。

十五年前、あるオランダ人の家系でX染色体（MAO－A遺伝子）に位置する遺伝子が変異すると、男の子の場合では、酵素の欠乏に関連した異常が発生するが、こういう男の子は、大人になると偶然にも性犯罪などの犯罪者となることが多い、という報告があった。しかしながらその後、遺伝子の形態と犯罪者になることとの間には、明らかな統計的なつながりは見出されなかった。だが、その後に三つめのパラメータがあることがわかった。それは幼年期の虐待であった。活動の弱い遺伝子の形態を受け継いだ男の子が幼年期に虐待を受けると、犯罪に走る確率が五倍も高くなることがわかった。これとは逆に、幼年期に虐待を受けなかった男の子には、MAO－A遺伝子は、影響をおよぼさない。要するに、MAO－A遺伝子が犯罪の決定要因ではなく、幼児期の虐待が肉体的、精神的な暴力性をつくることがわかったのである。

似たような例としては、モノアミアン酸化酵素を伝達するセロトニンの受容と伝達に関する情報が書き込まれた遺伝子の異常によって、うつ病に影響をおよぼすことが指摘されている。その遺伝子が自殺するリスクにおよぼす影響は、人生の苦難（苦痛をともなう離別、親愛なる者との死別など）から受ける影響を悪化させると考えられているが、そうではない場合には、ほとんど影響がない。

遺伝子と環境の相互作用

遺伝子の変質が、個人の反応や暴力性、それにともなうストレスなどの精神的な要因に影響をおよぼす前述の事例は、実際には漠然とした意味しかもたない。というのは、遺伝子は、常に自らの環境に対して細胞や組織の反応を修正しながら作用するからである。ところが、突然変異によって生み出される障害により、組織の持ち主がどのような環境にあっても常にダメージを受ける場合もある。これは生物学用語でいうところの「完全浸透度」〔変異型遺伝子が必ず現われること〕の遺伝子の突然変異である。前述したテイ＝サックス病がその例である。こうした事例においてさえも、遺伝子と環境は相互に作用していると考えられる。血友病患者が無重力状態で暮らすのであれば、外傷による怪我で血液が止まらないといったことは起こらない。

もう一つの例として、ソラマメ中毒症やフェニルケトン尿症の場合には、原因ははっきりしている。ソラマメ中毒症では、ソラマメを食べたり（これが病名の由来である）、抗マラリア薬を飲んだりすると発病する。この病気は、ソラマメの花粉や実に含まれる成分が原因であり、赤血球の酵素であるグルコース－6－リン酸デヒドロゲナーゼが欠損している体質の人物にとっては、毒性をもつ。フェニルケトン尿症では、非常に多種の食品（肉、魚、卵、パン、パスタなど）を摂取すると、酵素の欠損によって消費されないフェニルアラニンが血液中で増加する。このアミノ酸とその副産物の蓄積量が増すと、重度の精神遅滞を引き起こす。このような症状を引き起こさないためには、かなり厳格な食餌療法を実施しなければならない。

ソラマメ中毒症とフェニルケトン尿症では、ある遺伝子が欠損していることが原因となって環境に適応できない場合（この場合では食事）に、病気が進行することがわかっている。この場合には、病気に対して脆弱な人物を保護することが重要である。これは遺伝子が人間に影響をおよぼす一般的なイメージといえる。

表現が適当ではないかもしれないが、遺伝子に異常があるこうした人物を自動車にたとえるのであれば、通常であれば四ミリメートルの厚みをもつ鋼板が、一ミリメートルしかない自動車になる。障害物にぶつからなければ、この自動車は、きわめて長期間にわたって走ることができるであろう。しかし、正面衝突した場合には、他の自動車よりもダメージが大きい。当然ながら、鋼板がまったくなければ、自動車として機能しない。一般的に、世間では遺伝子決定論について、かなりの誤解がある。

時限爆弾のような遺伝子疾患をめぐるジレンマ

これは、完全浸透度の遺伝子の突然変異であり、病理学的な影響は確実であるが、最初にその兆候が現われるのは、生まれてから数十年後とかなり遅い。前述のように、遺伝子がどのように作用して病気を引き起こしたかをモデル化すると、遺伝子疾患が細胞の持ち主におよぼすダメージは、かなり遅れて現われることからも、とらえがたい混乱と表現できる。これは腐食が進行する自動車の鋼板の欠陥のようなものである。

病気の兆候がかなり遅れて現われる遺伝子疾患の事例は、ますます増えている。例えば、ガン（後述する）、常染色体優性多発性嚢胞腎〔遺伝子の異常によって腎不全に至る疾患〕、神経変性疾患〔神経細胞群が徐々に損傷する疾患の総称〕などである。神経変性疾患では、神経の損傷は静かにゆっくりと進行し、最初の兆候は、かなり後になってから確認される。ハンチントン病〔大脳の神経細胞が変性する〕は、こうした病気の代表例であり、これは特殊なケースではない。この恐ろしい病気では、患者は四十歳頃になると発病し、徐々に生活態度一般に異常をきたして精神錯乱に陥る。患者は寝たきりとなり、十年くらいで死に至る。

病気を引き起こす原因となる、変質した遺伝子がつきとめられたことから、出生前診断や、体外受精といった生殖補助医療を利用する際には、着床前診断が可能となった。そこで、生まれて四十年から五十年後に発病する重度の病気が見つかった場合に、どのような判断を下すのかが問われることになった。

優性の法則の仮説[4]に立てば、かなりショッキングな事態である。ある人物が、変異した遺伝子を生まれてくる子どもに受け渡す危険性がある、という事実を知らされた場合を想像してほしい。その人物の両親の一方、兄弟、あるいは従兄がすでにハンチントン病であることが判明している。出産を計画したその人物は、出生前診断を要求したが、その人物自身は、自分の遺伝情報については知りたくない。仮に胚検査が陽性であった場合には、その人物が変異した遺伝子を受け渡したので、その遺伝子は、その人物自身にも作用することを意味する。子どもが欲しいと願う完全に健康な若い男性あるいは女性は、自分（彼あるいは彼女）の細胞内にも、自ら（彼あるいは彼女）を不可避な形で苦しめる呪われた遺伝子が宿っていることを悟ってしまう。

このような状況では、生物学者は、次のような困難に見舞われる可能性もある。「リスクのある」親は、リスクに関する情報を受け取ることを一切拒否する一方で、ハンチントン病を発病するように仕組まれた子どもを産むつもりは、まったくないと宣言したという状況である。この難問を克服するために提唱される解決策のなかで、完全に満足のいくものは一つもない。

このような特殊な場合以外にも、この病気の出生前診断により、一刀両断には解決できない恐るべきジレンマが生じる。このような病気のために人工妊娠中絶することにも、疑問が生じるからだ。四十年後に医学の進歩によって、原因となる遺伝子自体を修正できるようになるかもしれない。あるいは少なくとも、病気の徴候を抑えることができるようになるかもしれない。人工妊娠中絶をいま選択することは、医学の進歩に対する大いなる悲観の現われではないのか。また人生とは、四十歳あるいは四十五歳を超えてこそ、生きる価値があるのだろうか。太く短くという人生もあるではないか。エヴァリスト・ガロワ〔フランスの数学者であり革命家〕は二十一歳、モーツァルトは三十五歳、シューベルトは三十一歳で死んだ……。生きる価値の有無を明確に区切る指標を打ち立てることは不可能だ。

しかしながら、（あらゆる妊娠中絶を禁じるという理由から）出生前診断を頑なに拒絶する態度も、良い解決策ではない。この診断を受けたいと願うのは、リスクを持つ家族である。自分たちに疾病リスクがあることがわかっているカップルを例に挙げてみよう。彼らは、生まれてくる自分たちの子どもが、このような不幸を受け継ぐことを避けるためなら、あらゆる手段を講じてほしいと医師に願う。この場合、彼らは親になることをあきらめるか、出生前診断によって生まれてくる子どもは発病しないという保証を得るか、という選択になる。したがって、出生前診断を実施することにより、この男性と女性は、生物学的な親になることが可能になる。

（4）両親のどちらか一方の変異した遺伝子を受け継ぐだけで発病するという仮説。

実際には、医療関係者は両親との対話を通じて、彼らが恐怖とともに暮らすかどうかについて、彼らの状況認識を理解したうえで、出生前診断を延期するか実施するか、皆が共有できる判断を見出していくことになる。遺伝学に関する知識が拡大するため、我々がこのような状況に直面する機会はますます増えるであろう。

着床前診断の明と暗

「欠陥のない子ども」という夢は、SF映画『ガタカ』（出生前の遺伝子操作によって「優秀な遺伝子」をもった人間だけが社会的エリートとなる近未来を描いたアメリカ映画。一九九七年に公開され大ヒットした）のなかで見事に描かれている。近未来のガタカという街では、遺伝的に選択された者だけが、生まれたときから完全な人間として扱われる。素晴らしい人生は、彼らだけに約束されているのだ。また、宇宙計画に参加できるのも彼らだけである。我々の世界は、この映画で描かれているようになるのであろうか。

ペルッシュ訴訟の事例で述べたように、今日ではカップルの優生学的な欲望は、技術の可能性、科学の将来性、「欠陥ゼロ」という目標に取りつかれて、リスクをますます嫌うようになった社会によって増幅されている。国民は、不完全な成果しか得られなければこれを失敗と見なし、どのような事情があろうともすぐに裁判沙汰にするので、超音波検査技師や産科医を筆頭に医療関係者が加入する保険料は高騰した。

かつては、例えば超音波検査の際におよそ五％の確率で先天性異常が予想される場合には、幸せな妊娠を悪夢に変えないようにという配慮から、母親やカップルにこうした情報が伝えられることは、まずなかった。今日では、医療関係者の患者に対する配慮が、訴えられる危険性にとって代わった。九五％の確率で元気な赤ちゃんが生まれる可能性がある妊娠でも、中絶に至ることになった。このことからも、優生学の台頭は現実的な懸念となった。

生殖生物学者ジャック・テスタールは、こうした優生学的な危険性を感じたからこそ、前述した着床前診断の利用を糾弾するようになったのだ。実際に、ＳＦ映画『ガタカ』でおこなわれていた胚の選択には、妊娠の数週間目でおこなう従来の出生前検診よりも、着床前診断のほうが適している。そしてすでに言及した「医薬用の赤ちゃん」のアプローチでは、着床前診断が利用されている。

ジャック・テスタールは、彼の著書のなかで、基準に沿って規格化された子孫を注文できる生殖を、「子どもショップ」として糾弾したが、それは絶対に許容できない。我々は、自由に注文できるアラカルト形式の子どもを持ちたいという欲望あるいは幻想を抱いている。逸脱した行為が実施される危険性のある社会に対して、警戒を促すのは科学者の役割である。

しかし、着床前診断によって不必要な苦悩が避けられるようになったのも事実である。私はある家族のことを思い出す。その家族は、すでに重度の遺伝子疾患で子どもが何人か亡くなっていた。さらに出生前診断が陽性であったため、二度も人工妊娠中絶を経験していた。医療チームにとって、選択肢はきわめて明白であった。着床前診断を利用して、生まれてくる子どもが危険でないことを約束するか、人工妊娠中絶による妊娠初期での中断に耐えられないのであれば、カップルは健康な赤ちゃんを持つことをきっぱりとあきらめるかであった。我々は、こうした人々が幸せな家族を築くことを、否定しなければならないのだろうか。

乳ガンに罹りやすい遺伝的傾向をどう考えるか

ヒトゲノムの知識のおかげで、疾病傾向がわかるようになった。遺伝子診断による予測により、場合によっては、ある程度、実施しやすく受け入れやすい予防措置を講じることができるようになった。遺伝子診断による予測と効果的な予防がうまく連携するケースも、多く見られるようになってきた。これは、医学の大きな成功といえよう。

肝臓や他の臓器に鉄分が過剰に蓄積する特徴をもつへモクロマトーシスのような病気では、発病する前に、この病気の原因となる遺伝子をつきとめることができる。患者は沈着した鉄分を除去するために、定期的に瀉血《しゃけつ》すること（体内の血液を外部に排出させること）が推奨される。これにより、この病気が原因となる重度の合併症を予防することができる（心不全、肝硬変、肝臓ガン）。したがって、発病前遺伝子診断により、恐るべき病気の進行を、簡単な手法によって予測することができる。

ところが、女性の九人に一人が罹る乳ガンの場合は、事態は複雑である。遺伝子が原因となるのは、乳ガン全体の五％程度である。したがって、女性の二百人に一人は、五五〜七〇％の確率で、遺伝子の異常が原因で乳ガンになる。これはきわめて深刻にとらえなければならない脅威である。母親とおばさんがすでに乳ガンに罹り、傷つきやすい遺伝子の変異が見つかった家系の女性が、医師に「遺伝子検査」を依頼したとしよう。検査結果が陰性であれば、女性は気が楽になる。だが、もし医師が、この女性の遺伝子変異を発見した場合には、どうなるのだろうか。

まず医師は、その女性がもつ危険性を本人に通告しなければならない。次に医師は、実際には検査実施以前にも存在していた危険性により激しい不安を感じることになった彼女を、精神的にサポートし、定期検診を受けることを勧める。医学的な見地に立てば、マンモグラフィー検診を毎年受けることが推奨される。これで生命のおよそ三〇％が救われる。原因となる遺伝子は、卵巣ガンに罹るリスクも増やすので、卵巣腫瘍の検査も同時に受ければ、この数値は五〇％に達する。最終的な手段としては、患者の九五％を救済するための唯一の手段である、二つの乳房と二つの卵巣を切除することが提案される。文化的な背景もあり、フランスでは、北アメリカとは異なり、こうした究極的な解決策が取られることはあまりない。当然ながら、外科的な切除という根源的な解決策は、すべてのガン予防に適用可能ではない。外科的な切除という予防策は、乳房には有効であるとしても、遺伝的に脳のガンになりやすい場合には、適用が難しい。

遺伝子検査が陽性であった女性には、いくつかの選択肢があるように思えるが、現実にはかなり限られている。静観するというリスクをとるか、精神的、肉体的にかなりの負担となる外科的な切除を決心するかである。このような状況は、自らの処刑方法を選択する受刑者と似ている。それでもやはり、家系的なリスクが明らかである女性が不安に駆られて、遺伝子検査を申し出た場合には、医師がこれを拒否することはできないであろう。

これとは逆に、すべての女性に組織的に遺伝子検査を推奨する理由は、どこにもない。遺伝子の異常が乳ガンの原因となる場合は、実際には稀であり、遺伝子検査で陰性の女性であっても、十二人に一人は乳ガンになるリスクがある。乳ガンの遺伝子検診は、医学的な理論と倫理に照らし合わせて、一部の者に対してだけおこなうべきであろう。

バイオテクノロジーの凄いビジネス

商業的に見れば、ゲノムプログラムには、莫大な経済的利益が絡んでいることを認めざるをえない。今日の製薬産業の市場規模は、およそ三千億ドルである。さらにバイオテクノロジー全体の市場を加えると、五千億ドル近くにもなる。この市場のかなりの部分は、遺伝子やそれに付随する権利に関する特許費用であるが、遺伝子検査も将来有望な収入源である。

あるアメリカの企業は、乳ガンを引き起こす主因となる遺伝子と、その遺伝子の突然変異をつきとめる検査方法に関して特許をとった。この企業は一回当たり二千六百ドルというわずかな費用で、独占的に乳ガン検診を実施している。彼らのセールストークは、実に簡潔である。「女性の皆さん。あなたの娘さん、そしてあなた自身が抱えるこうしたリスクは、今日の検査でわかります。目をそらさないでください。なぜならば、今日、あなた方を守ることによって、明日はもっとすばらしい日になるからです。すべては、あなたの娘さんと、あなたのためです」。このような宣伝キャンペーンが成功したとして、先進国の女性の一〇％がこの検査を受けることに同意したと仮定しよう。先進国には四億から五億の女性が存在するので、四千万から五千万人の女性が、一回当たり二千六百ドルの検査を受けることになる。計算上では、たった一つの遺伝子検査だけで、千億ドルの市場が生まれる。ところが、遺伝子検査の種類は、十種類ほどもある……。

遺伝情報が人権を歪める

将来的には、人類の生物学的な未来や病気の決定要因がすべて、または部分的に解明されることになるであろう。医学的な検査結果が人類に命令を下すことになるが、おそらく人類自身の未来に対する関心も、人類に命令を下すことになる。今日では、星占いや女性占い師がブームとなる一方で、遺伝学を人間の運命を解読できる科学とみなし、遺伝学の科学性を装った予想がもてはやされている。ところが、こうした知識は、医学的な根拠に乏しい場合でさえも、銀行の融資、民間の保険、人材の採用など、経済的な観点にも大きなかかわりをもつ可能性がある。将来的には、ますます多くの人々が、遺伝子によってもたらされる自分の未来を知りたがる一方で、人々の遺伝的な疾患傾向からは、莫大な経済的利益が導き出されることになるかもしれない。

遺伝に関するプライバシーの保護は困難であろう。遺伝情報が出回るルートはすでに存在するため、情報の漏洩を防ぐことはほぼ不可能である。したがって、経済的な利益を追求する者が、人々の生物学的な未来の可能性に関する情報を利用する危険性は大きい。この危険性は、現実的なものである。警戒が促されることがなければ、容赦ないメカニズムにより、人間の共同体の基盤である都市で暮らす人々の自由は、自身の生物学的な決定要因に応じて厳しく制限されることになる。「すべての人は、法のもとに平等に生まれ、平等であり続ける」という人権宣言の条項は、自らの遺伝子に応じて自らの人権も修正される、と書き換えられることになる。

言い換えると、我々は遺伝子のもつ威力によって人権の原則が骨抜きになるのを、目の当たりにすることになる。民間の保険会社が、保険に加入したい人物が重度の病気に罹りやすい遺伝子の保有者であることを知ったなら、はたしてその人物は保険に加入できるだろうか。人権と遺伝子の論理は、当然ながら両立しない。人権は致命的に後退する。こういう事態から身を守るための手段を考えておいたほうがよい。おそらくそれは可能だが、充分な自覚が必要とされるであろう。

遺伝子のもつ脅威から人権を守るためには、どうしたらよいのだろうか。保険の分野では、フランスや他の国々でも、保険会社は契約の際に被保険者に対して遺伝子検査を要求してはならない、という法律が存在する（アメリカでも採択された）。同様の措置は、人材の採用や融資にも拡大している。だが、こうした措置の将来的な有効性は、疑わしい。保険の黄金則の一つとは、契約者双方の誠実さと信頼関係の維持である。つまり、保険契約が無効とならないようにするためには、被保険者は自分自身について知っていることを保険会社に隠してはならない、ということである。ところが、前述したように人々は、将来的に自分の遺伝的な傾向に関する情報をますます得ることになり、またこれを重視するようになる。

いずれにせよ、世界的な規模で保険や融資がおこなわれるようになるため、国内法が無力化する恐れがある。ヨーロッパ諸国においてさえ、遺伝子検査を要求する保険契約が法的に規制されていない国が存在する（例えばイギリス）。このような保険契約からは、次のようなことが簡単に予想できる。例えば、明白な遺伝リスクがない人物の保険料については、保険会社間の競争により安くなる。これとは逆に、不運にも悪い遺伝子を受け継いだ人物は、とりあえず徳の高い保険会社に加入することになるが、徳の高い保険会社は、将来的に保険料を引きあげるか、財務状況が悪化して経営難に陥ることになる。

さらにいえば、民間の保険会社には、リスクをきちんと計算することによって公平な保険料を被保険者に提示しなければならないという特殊性がある。よって保険会社の、被保険者のリスクを考慮したやり方は、必ずしも間違っているとはいえない。今日でも、両親、祖父母が亡くなったときの年齢や、彼らの病歴など、家系の病歴が評価対象となっているが、これはＤＮＡ鑑定と同じ性格をもつ遺伝情報である。公平とは、モノをその価値に見合った価格で売ることである。例えば、自動車保険の保険料は、ドライバーの経歴や車種によって、少なくとも十段階に区分されている。民間の保険会社によると、国民の間で連帯することは賞賛に値するが、その責任を引き受けるのは国家であり、利益追求団体に過ぎない我々に課すべきではないという。

こうした反論に対する反論としては、次の通りである。結局のところ、保険の「公平で連帯感のあるシステム」を救済する役割は国にある。これは国家の政策プロジェクトである。このシステムにおける保険料は、個人の状況に応じて変化させてはならない。このシステムでは、「リスクの少ない者」が不幸な者の費用を負担する。つまり、これはフランスの社会保険制度の基本理念である。したがって、個人主義のエゴイズムが猛威を振るう時代において、国民は、共同体の連帯という意志がまだ残っているこのような制度を保護するために、喜んで努力する決意をもたなければならない。連帯感を原動力として他者に対する配慮が維持されてこそ、社会は誰もが暮らしたいと思う場所になる。ところが、現状はまったく楽観的になれないといわざるをえない。

自由主義・進化論・遺伝学が結びつくと

自由主義的な経済理論によって、不平等は社会的な成功の原動力の一つとして理論づけられたために、遺伝学が大きな注目を浴びるようになった。個人を識別する科学である遺伝学は、絶好のタイミングで登場したのだ。遺伝子の違いによって全員を識別できるので、各自は、自らの遺伝的な資産を、産業的、金融的な資産のように運用して利益を得てもよいではないか、という考えと結びついたのである。つまり、強い者が勝つのだ。

こうして生物学と経済学の二大ムーブメントが合体して、これまでにない社会的な現象が起こった。生物学と経済学が接近したのは、これがはじめてのことではない。十八世紀にダーウィンは、自然選択に関するアイデアの一部を、自由主義経済の理論家であるアダム・スミスから拝借した。遺伝子検査を「自由におこなう」ことにより、各自のもつ遺伝子を「分析」して、個人間の生物学的な違いがチェックできる。こうして、分子遺伝学によって「焼きなおされた」不平等理論が打ち立てられたのである。

多くの者が人間と社会に関して、冗談かと思える奇妙なヴィジョンを持つようになった。すなわち、生き物は、企業と同じく不平等である。競争では最もパフォーマンスに優れた者が勝つ。人間の特性は、遺伝子と結びついている。人間に才能を授ける、あるいは人間の欠陥の原因となるのも遺伝子である。競争は、創造を促し、進歩をもたらすので望ましいが、競争の行方は、人間の特性である遺伝子によって決まる。人間の良い遺伝子を増やすこと（アダム・スミスの例では、おいしいパンを焼くためのパン屋さんの遺伝子を増やすこと）により、富が蓄積され、社会は繁栄する。そして個人もまた、この繁栄から恩恵を受ける。不運な者や生まれながらの犯罪者は、社会的な脅威である。したがって、治療や抑止など、最も効果的な方法を駆使して、彼らから社会を守らなければならない。

当然ながら、これは遺伝学に対する誤ったヴィジョンである。しかし、狡猾な形で猛威を振るうこうしたヴィジョンは、相手が誰であれ、他者の価値を道徳的な思考と倫理的な行動の基盤とする人々全員にとり、大きな挑戦である。このようなヴィジョンは、人間の存在を、遺伝子が特定の作用をするプログラムであるとかたづける。本書の「人種差別の根拠」（一七二頁参照）において、知的能力の推移に関する『サイエンス』の記事の驚くべき誤りを指摘したように、人種差別のイデオロギーが強まることが、大いに懸念される。

実際には、人種差別に至る連鎖反応は阻止できないようにも思える。肉体的、精神的な能力は、遺伝子あるいは遺伝子マーカー（染色体を特定する目的に使われる固有の塩基配列をもつDN

A）に結びついていることを示唆する結果が、毎日のように提出されている。ところが、前述した「創始者効果」こそ人類が多様性を持つ理由であり、人類の多様性はゲノムの段階で現われる（ゲノムの段階に原因がある）。したがって、劣った特徴の遺伝子マーカーが将来的に特定の民族集団に現われやすいことは、大いにありうる。そこでこの集団に属する者全員に汚名が着せられることになる。それはこれまでに、さまざまな人種差別主義者がおこなってきたことでもある。

遺伝子検査の陥穽

遺伝学は、さまざまな経路から人間の領域に入ってきた。少なくとも二十五年ほど前から、遺伝学により、人間に関する生物学的な知識の限界は粉砕された。ヒトゲノムのシークエンス解析により、（ホモ・サピエンスを人間化するのに必要な生物学的な特性をコントロールする）およそ二万五千個の遺伝子の位置がつきとめられた。これらの遺伝子の機能や意味についても、かなりわかってきた。

科学は、イデオロギー的には中立であって、道徳的な判断を下さないといわれている。しかし、研究者が科学の利用について、道徳的に無能で無責任であってもよいというわけではない。遺伝学の研究者である私は、遺伝学の応用について自問せざるをえない。これが本書の目的の一つであり、私は本書が、こういう問題のために必要となる議論に資することを願っている。「遺伝子を最優先する論理」が極端なまでに追求されることにより、社会は崩壊し、国民の連帯感が失われることが明らかになるのであれば、このような論理は、私の考察する倫理原則に照らし合わせて、害悪であると判断しなければならない。

法律だけに遺伝学の適用を任せることはできない。なぜならば、遺伝学の適用については、まず倫理的な考察がおこなわれるからであり、遺伝学の将来的な適用は、倫理的な考察にも大きく依存しているからだ。したがって、「遺伝万能主義」となった世論に引きずられて、法律が制定されてしまう恐れがある。

ゲノムシークエンス解析、ならびに個人と社会がこれを利用することについて、大きな議論が巻き起こるであろう。ゲノムを構成する三十億個の文字の大まかなシークエンスを解析する費用は、急速に下がり続けている。現在では、およそ五万ドル〔四百万円強〕だが、いずれ千ドルから二千ドル〔八万円から十六万円〕を下回るだろう。将来的には、百ユーロ程度〔一万円強〕になるのではないだろうか。

未開拓分野にターゲットを絞る中小企業は、次のような文句を掲げて、遺伝子に関する検査に対する需要を掘り起こそうとしている。「この技術によって得られる疾病リスクに関する情報を利用すれば、生活スタイルを改善することができます……。我々は必要となる予防措置をとることを応援します」。この類いの文句は疑わしい。これは、単純な金儲け目的から生じたたわごとか、虚偽の申し立てである。インターネットでは、ユダヤのコーエン族〔ユダヤ教の祭司の家系〕に属する遺伝子を見つけることができる、あるいはＤＮＡ鑑定によってカップルの適性を予測するなどといった、さらに怪しげな文句を掲げる企業もある。

いったい、こうした遺伝子データの濫用は、何の役に立つのだろうか。医師は、治療方針を決めるために、これらのデータを利用するのだろうか。また患者に対して疾病リスクを通知し、彼らに生活上のアドバイスを与えるのだろうか。雇用主は、従業員を採用する際に、遺伝子に関するデータを利用するのだろうか。保険会社は、契約内容を変更するために、こうしたデータを利用するだろうか。

傷つきやすい遺伝子の多くからは、実際には個体に関するほとんど無意味な情報しか得られない。将来的に病気に罹るかどうかを知りたいのだろうか。ところが、傷つきやすい遺伝子からは、詳しいことは何もわからない。通常であれば、千分の一の確率で発病するところが、懸念される遺伝子型の保有者であれば、その確率が百分の一となるに過ぎない。もちろん、予測の精度があがれば、傷つきやすい遺伝子型の保有者は、予防策について考えてみることもできる。

例えば、糖尿病に罹りやすい遺伝子を保有している人物を考えてみよう。この人物が過食を続けた場合、肥満した後に糖尿病に罹る確率はかなり高い。そこで、遺伝子の分析によって糖尿病に罹りやすい遺伝子が見つかった場合には、生活習慣に関するアドバイスを提供することが考えられる。一方では、糖尿病に罹りやすいという知識があっても、アドバイスは遵守されず、その人物の暮らし向きだけが制限される危険性もある（銀行の融資や生命保険など）。幻想を抱いてはいけない。肥満や糖尿病になりやすい遺伝子があると通知したところで、その人物が一夜にして質素な生活に改めることはない。タバコがガンを誘発することは皆が知っている。すべてのタバコの箱には、そう印刷してある。だが、あまりにも多くの人々がタバコを吸い続けている。

相手に通告するだけで満足する社会を想像してみよう。あなたの遺伝子を分析したところ、あなたはタバコを吸わないほうがよい。フォアグラは食べないほうがよい。アルコールは飲まないほうがよい。セックスはほどほどにしておいたほうがよい……。これらの指示は、どこまで遵守されるであろうか。おそらくまったく遵守されないであろう。人間は、遺伝的なリスクがあるからといって、そのリスクを最小にするために生活習慣をガラリと変えることはしない。

この問題を倫理的な観点から考えると、どうなるだろうか。このような遺伝子検査を受けさせようとする宣伝行為に対して、どのように対応するべきなのだろうか。「潜在的な顧客」に対し、遺伝情報に関する利点と危険性について、最大限の情報を提供する必要がある。これは、倫理・政治・経済などの面に同時に関係する問題である。当局は、国民が適切な情報を入手できるように指導することにより、国民を保護し、国民の自律を支援しなければならない。遺伝子検査の場合でも、アルコールの過剰摂取やニコチン中毒の問題ですでにおこなわれているように、国だけがこうした情報を組織する手段をもっている。

現在、数万ユーロを支払って、遺伝子検査を受けようかと考えている男女に対して、何といえばよいのか。将来的には、全ゲノム解析の価格が数百ユーロほどになる。当然ながら、病気の発症は、個人の生活環境や生活習慣に依存するので、遺伝子検査だけでは情報の大部分が不足している。自分たちの製品を売りつけるために、遺伝子が万能であると人々に信じ込ませ、このような幻想を振りまきながら商売する連中を、自由に活動させることは危険である。個人を生物学的な側面だけで判断することは、避けるべきである。

ソクラテスは「汝自身を知れ」と厳命した。つまり、各自は、自らを抑制し、自らの振る舞いを自覚するために、自分の動機や好みの原因を自問しなければならないと諭したのである。このソクラテスの厳命に対する回答が、自らのゲノムシークエンスの解析であったのならば、何たる不幸なことであろうか。自身のDNAのシークエンスを知りたいという欲望により、人々はさらなるナルシズムに陥る。現代の風潮は、自己の肉体を病的に観察することであるが、これが個人のゲノムに対する興味に変わったところで、世の中が進歩することはないであろう。

「予言医学」という神話

一九九三年のことだったと思う。都市計画大臣を務めていたシモーヌ・ヴェイユが、フランス国立衛生医学研究所（INSERM）を訪問した際に、INSERMの所長フィリップ・ラザールが私に、遺伝学と「予言医学」がもたらす将来的な展望について、ヴェイユ大臣に説明するように指示した。そこで私は、医療費の予防面と抑制面からみたデータと見通し、不確実性と限界について言及した。まずは乳ガンについて、前述したように、疾病傾向を知るための遺伝子検査の費用は高いこと（遺伝子検査の大規模な実施は多額の費用がかかる）。次に、遺伝的に病気に罹りやすい人物が、発病リスクを減らすために生活習慣上のアドバイスをきちんと遵守するかどうかはわからない。つまり、アドバイスはあまり遵守されないために、予防に関連した経済的な利益がはっきりと現われることはないであろうこと。最後に、予防は投薬によっておこなわれることもあるが、遺伝的に病気に罹りやすい人物の五〜一〇%しか発病しないのに、病気に罹りやすい遺伝子マーカーの保有者全員に予防策を講じることになる。これは経済的な観点からは、不合理であることを説明した。

私の説明を聞いたヴェイユ大臣は、「カーン先生、とても勉強になりました。数年前から私は医療費の膨張を危惧していました。しかし、ジャン・ベルナール教授〔フランスの血液学者〕は、私に心配無用だというのです。彼の友人であるジャン・ドーセ教授〔一九八〇年にノーベル生理学・医学賞を受賞したフランスの免疫学者〕が提唱しはじめた予言医学の、熱心な推進者であるベルナール教授は、病気はまもなく予見されるようになり、治療は必要なくなる、そうなれば社会保障の財源も急速に改善するはずだと、私に力説したのです。もちろん、私は信じませんでしたが……」。

しかしながら今日では、全員がヴェイユ大臣のような明敏な慎重さをもっているわけではない。二〇〇九年九月、私は公衆衛生に関する円卓会議に参加する機会があった。このとき私は次のように述べた。「今後も遺伝学の役割は大きくなるが、疾病原因のかなりの割合は、社会的、経済的、精神的に不幸な人々がとりやすいリスク行動（アルコールの摂取、薬物の乱用、食生活と肥満、感染予防のない性行為など）に結びついているため、遺伝学によってすべての病気を予知し、警告することはできない」。

一方、超自由主義経済を推奨し、凋落主義（フランスは、とくに非効率で過剰な社会保障制度が足かせとなって、急速に凋落するという主張）を唱えることで有名な人物は、私の発言に対して確固たる信念をもって、次のように力説した。「まもなく我々は、DNAシークエンス解析によってリスク行動の傾向をすべて把握し、これらの行動を予告するために必要となる措置を実施できるようになる」。この発言の根幹には、「新右翼」のイデオロギーがしっかりと染み込んでいる。この人物が唱える経済政策は、おそらく彼の生物医学の分析と同様に、傍若無人なものに違いない……。

医療上の秘密という原則を見直す

遺伝子検査が提供する情報の管理ということから、個人の医療上の秘密という問題が生じる。個人の遺伝に関する情報は、誰に伝えるべきなのであろうか。検査結果に関係する家族や血縁者に対する情報提供のあり方をめぐり、論争が起こっている。遺伝子検査によって、ある人物の病的な遺伝傾向がつきとめられた場合には、こうした遺伝子を受け継いだと思われる近親者にも、報告しなければならないのであろうか。

この問題を例証する痛ましいエピソードを紹介する。二〇〇〇年初頭、国会議員は、遺伝子情報の伝達に関する取り決めの不備によって生じた悲惨な結果に愕然とした。尿素回路の酵素（OTC）の欠乏により、血中アンモニア濃度が上昇して脳症を引き起こした人物がいた。酵素の欠乏により、タンパク質の分解から生じるアンモニアを尿素に変える肝臓が、機能不全を起こしたことが原因であった。尿素はほぼ無害の物質であり、通常であれば、腎臓によって簡単に排泄される。酵素が完全に欠乏している子どもは、出産時に死んでしまう。肝臓移植手術を大至急おこなう以外に、彼らを救う方法はない。

酵素が完全には欠乏していない人々は普通の生活を送れるが、彼らには深刻なエピソードがついてまわる。事故、注射、絶食などの際に、筋タンパク質が破壊されることによって「解毒」されない大量のアンモニアが生成され、これが致死的な脳症に至ることがある。

ある家族に酵素不足の人物がいることがわかった直後に、離れた場所で暮らす二人の若い従兄弟（欠陥となる遺伝子はX染色体に位置するので、発病するのは男性だけ）も、「血中アンモニア濃度の急増」の犠牲者となった。彼らは昏睡状態に陥り、診断がつかないまま死んだ。最初にこの病気が彼らの親族のなかに見つかった後に、その情報が彼ら本人や医師に伝達されなかったために、病状がわからなかったのである。二人の若者の体質的な脆弱性がわかっていたのであれば、彼らが命を落とすことはなかったであろう。

この悲惨な出来事の後、政治家は、こうした状況では医療上の秘密に関する法律を改正するべきではないかという審議を、国家倫理諮問委員会（CCNE）に付託した。現行法は明らかである。医療情報は患者自身が管理し、それを自分の家族に伝達するかどうかは患者の自由である。二〇〇四年、前述した悲惨な出来事が起こった結果、立法機関は、患者は自分の親族に情報を伝達する責任を医師に委譲するという、「家系的な性質をもつ医療情報の手続き」を法制化する準備に入った。しかしながら、CCNEの意見に従い、患者の家族に対する医療情報の提供については、患者の意思を尊重し続けることになり、医療上の秘密が解禁されることはなかった。

現代的な医学（遺伝学、遺伝情報を用いた予言医学、新たなテクノロジーの導入）、包括的に診察してほしいという患者からの要望、医療情報に関する患者の権利の明確化、といったことが争点となり、今日では、医療上の秘密という原則が見直されている。前述した尿素回路の酵素（OTC）の欠乏が家系に現われた際の疑問が、これを例証している。

遺伝情報は、誰のものなのだろうか。誰が遺伝情報を保有するべきなのだろうか。親族には、誰が情報を提供するのだろうか。病人である患者か。公衆衛生の原則に基づいて、病気に罹る危険性のある人物全員に情報提供をしなければならないのだろうか。遺伝情報は当事者だけに帰属し、医師は医療上の秘密を保持すると考えるべきなのだろうか。この場合、医師が患者を通さずに直接、情報を第三者に提供することはできない。そこで、患者に状況を説明する義務がある医師は、患者に対して、親族に情報提供するように指導しなければならない（やむをえない場合には、患者に書面にて情報を提供し、親族に周知させる）。

ヒポクラテスの誓い〔医師の倫理を述べた誓文〕によると、「職務上見聞きしたことであっても、また私的な機会に見聞きしたことであっても、公にするべきでないことについては、秘密厳守を自らの義務とする」と定めてある。患者の利益を考えて、患者と医師との契約は完璧に遵守されなければならない。医療上の秘密を保護することは、道徳的な論拠ならびに効率的な医療にとって必要不可欠である。ヒポクラテス以来、医師と患者の関係の本質は、両者の間に築かれた信頼関係に基づいている。病人は、医師が自分の病状を絶対に暴露しないことに安心する。

例外的に、医師が秘密厳守の原則から解放され、公表しなければならない病気もある。それは、多数の死を引き起こす恐れのある疫病である。医師には、こうした病気が社会に蔓延することを回避するために、その状況を報告する義務がある……。

問題となる家系の遺伝的な欠陥に関する情報は、医療上の秘密である。この秘密を厳守することは、患者の親族の利益にも合致する。秘密厳守によって患者から信頼される医師は、親族を脅かすリスクを彼らに周知することが、彼らの利益になることを患者に理解してもらえる。医師は、親族の一覧表や住所録など持っていない。親族を探り当てるためのアンケート調査や家系図調査の実施などは、ちょっと想像できない……。つまり、患者との信頼関係によってこそ、親族に警告することは患者自身の義務であり責任であることを、患者にきちんと説得できるのである。

拙速で短絡的な論証よって、情報を配信するのは医師の責務なのではないかと考える傾向がある。これは「論拠のない擬似公衆衛生学」である。現実には、道徳的な決まりの遵守こそが効率化への道である。エイズが蔓延した初期のころの出来事からも、検査結果を公表しないことを患者に約束したからこそ、患者は比較的早くに追跡調査と治療に応じたことがわかっている。秘密厳守によって患者を尊重することが可能になるが、これは最善の予防策となる。実際には、患者と親密な関係を築くことにより、患者の身内と患者が愛する人々を保護するために必要な措置をとることについて、医師は患者を強く説得することができるようになる。

遺伝子データの秘密厳守についても同様である。これは、病気に関する完全な情報と対をなす基本原理である。遺伝情報に関する知識をもてば、他者に対する支配力を得る。したがって、この認識が共有化されることがなければ、平等の原則は破壊されてしまう。正義のもとに全員は平等であるという原則から、全員が自らに関わるデータを自由に利用できなければならない。特別な事情がない限り、Aという者が、Bという者の知らないB自身に関する何かを知ることは、容認できない。

ほとんどの場合、真実は医師だけのものではない。なぜならば、患者は真実を知ることによって自らの自律を受け入れるからだ。したがって、真実は患者と共有されなければならない。医師はこれらの情報を患者に対して率直に提示しなければならないが、当然ながら、これは倫理的な義務として、人道的に表現されなければならない。人は言われたことに、何かしらの影響を受ける。情報を提供することは必要であるが、受け手の感受性を無視したぶっきらぼうな宣告によって、相手を傷つけない配慮も必要だ。一般的に、医師は自分の医術に自信があり、自分自身にはほとんど懸念をもたない。一方、患者は、苦悩や苦痛や不安によって不安定な精神状態にある。つまり、医師と患者は対等な立場にはないのだ。患者に与えられた自律が、無人島に難破した人の自律と似たようなものであってはならない。

現代社会には、さまざまな情報が交錯している。個人の病歴や消費記録、裁判記録や学歴などと同様に、個人の電子化されたカルテや、企業や銀行に対する与信状況なども流出する恐れがある。要するに、個人の自律に残された領域は、徐々に減っている。これらのデータをつき合わせる当局や特定の人物が、個人に対して過剰な支配力を行使する恐れもある。こうした事態を、どのようにして防げばよいのであろうか。もちろん、医療上の秘密という道徳に関わる情報も、漏洩の脅威にさらされている。しかしながら、医療上の秘密は、ヒポクラテスの時代から医師と患者の信頼関係の基盤となっている。患者に対して医師が職業上の誠意を示すことは、お互いの信頼関係を築く上での重要なポイントである。医師と患者の信頼関係は、効率的な治療ならびに、親族にも関係する情報を患者から彼らに提供させるためにも必要なのである。

恐るべき性別選択

ヒトの遺伝子に関する研究が進歩したことにより、疾病傾向だけではなく、性別などの生理学的な特徴に基づいてヒト胚を選択するという、恐るべき手段が提供されるようになった。両親など別の人間の好みに沿って、各個人の特徴が決められるようなことがあってはならない。これは私がすでに言及した大原則である。両親が生まれてくる子どもの性別や特徴を事前に決定することは、人間クローンの利用によって、前述した生殖クローンを目指すことにつながる。

最近の調査によると、フランスでは、生まれてくる子どもの性別を予見したいという願いが、増加し続けているという。中国、インド、アラブ諸国では、男の子を欲しがるカップルが、女の子を「過剰に」人工妊娠中絶した結果、男女の人口バランスが大きく歪んでいる。中国の現在の男女比率は、すでに男性一・二人に対して女性一人である。

先進国における問題は異なる。カップルが、生まれてくる子どもの性別に関する情報を利用する際の正当性とは、何であろうか。娘が四人生まれた後には、男の子が欲しいという考えは正当化されるだろうというように、兄弟や家族の調和のために性別を知るという考えは、倫理的にも擁護されるのであろうか。

はたして両親には、性別や肉体的な特徴を決定することによって、自分たちが夢見た姿の子どもをつくりだす権利はあるだろうか。しかしながら、両親の子どもをもつ権利とは、子どもの特徴を決定する権利ではない。

子どもは、すべての権利を享受する人間であり、両親の意思を子どもの本質に反映させることはできない。両親になることとは、自分の願い通りの子どもを持ちたいという要求よりも、あるがままの子どもを愛することなのではないか。この意味において、子どもが両親の幻想と切り離されることがないのであれば、子どもは危機にさらされる。生物学的な不確実性という領域を保証するために、検査は、重度の病気に関するものだけにとどめ、さまざまな肉体的な特徴を選ぶものにまで拡大するべきではない、と私は考える。生まれてくる子どもが男の子か女の子かは、病理ではない。性別診断を認めると、両親が子どもの肉体的な特徴を選ぶことが可能になったとき、社会には彼らの選択を正当化させないための理由がなくなってしまう。つまり、前述した「アラカルト形式の子ども」を持ちたいという願いが正当化される、第一番目の扉が開かれることになる。

本書の第4章の「なぜ生殖クローンに反対するか」〔二四六頁参照〕で言及したように、自分の身体や性別を嫌うという理由から、外科的な性転換手術を含めて、あらゆる手段を試みる人物の心情を想像してみた。こういう状況は、実に痛ましい。このような人物が、自分の不運な境遇の原因を知った際には、いったいどのような事態になるのだろうか。自分が抱える悩みの原因は、両親が課した肉体である。彼はあらゆる手段を駆使して、その肉体から逃れようとすることになる。

その父子関係は愛情か遺伝子か

本書では、すでに何度か親子関係の問題に言及してきた。父子関係の検査の実施が増えているので、ここでは、このことに焦点を絞って詳細に論じる。これは、現代社会の慣習や規準の変化を明確に表わす指針となっている。

今日、父子関係の検査では、ある人物のDNAプロファイルと、その人物の祖先のDNAプロファイルを比較することにより、ほぼ確実に生物学的な関係を証明できる。

一九九一年と九二年に、私は政府の委員として、生命倫理法の草案審議に参加した。この法律は、最終的に大幅に変更された後、一九九四年に採択された。遺伝子検査については、遺伝的な疾病傾向の検査に関する条項と、身元割り出しや親子関係の目的に利用する「DNA指紋」を扱う条項を、明確に区別するべきであることを、私は当局および国会において説明した。

最終的に採択された生命倫理法では、父子関係の検査は法的手続きによってのみ承認されるが、その実施に当たっては、存命中の当事者の同意が必要になると定められた。遺伝子の指紋を利用するためには、厳格な枠組みにおいて裁判官が発する命令が必要とされる。例えば、刑事事件の被害者や加害者の身元の割り出しや、親子関係に関する民事訴訟などである。

一九九二年、九四年、さらには生命倫理法が改定された二〇〇四年に、超党派の議員グループは、家族とは生物学的な要素だけで成り立つとする考えを、何としても避けようとした。つまり、生物学的な検査の結果によって、人間味のある家族の現実が見直されることや、生物学的なつながりを持たない家族が不安定になる可能性を、彼らは拒否したのである。疑いをもった男性が、血縁を確認するために、自分の子どもの髪の毛や唾液を採集し、法的な父子関係を再考しようとすることを阻止しなければならない。子どもはその人物を父親とみなし、その人物はその子を息子ないし娘とみなしてきたのである。その人物が子どもと長年にわたって培ってきた愛情関係が、検査結果によって破壊されてしまうことは避けるべきだ。

血縁、愛情、遺伝子、精神などによって、親子となるのだ。生物学的なつながりがなくても、愛情や精神だけでも親子になれる。子どもを育て、子どもを愛し、子どもが自分の個性を活かして開花してほしいという願いによっても、親子になれる。人間の親子関係とは、何よりもまず、大人が子どもを自分の子どもとみなし、あるがままの姿の子どもを愛する一方で、子どもはこうした大人を自分のパパとママとみなすことによって成り立つ（ホモセクシュアルのカップルでは、二人のパパ、あるいは二人のママとなる場合もある）。血縁はプラスアルファの要素であって、必要不可欠なものではない。

フランスでは、多くの家族がこのことを証明している。例えば、離婚した者同士が一緒になってできあがった家族、養子縁組による子ども、父親によって認知された子ども、さらにはドナーの精子や卵母細胞から生まれた子ども、匿名の男性との関係から生まれた子ども、閉経後の女性から生まれた子どもなどである。

仮に親子関係が生物学的なつながりだけになったなら、フランスでは多くの家族が崩壊するだろう。生物学的な意味で親子ではないことが判明したために、子どもに対して「生物学的な意味で君たちは親子ではないことがわかった。よって、君は両親と別れることになった」と言い放ったとすれば、その子はどう思うだろうか。それは、嫡出子、生物学上のつながりがある子と、その他のすべての子どもとの間で、彼らがもつ基本的な権利に明確な区分を設けることによって、非嫡出子の概念を復活させてしまうことにもなる。

しかしながら、インターネットを通じて父子関係の検査サービスを受けることは、薬局で妊娠検査薬を購入するのと同じくらい簡単である。フランスでは禁止されているので、フランスの法律が適用されないインターネット・サイトで、誰でも父子関係の検査サービスを購入することができる。メディアの報道を信じるならば、毎年、一万から二万人のフランス人が、外国で父子関係の検査を受けているという。綿棒が入った「ＤＮＡキット」を注文して、検査対象となる人物に唾液の採取に同意してもらう。次に、この検査結果によって、二者間の科学的な父子関係が築きあげられる。ちなみに、検査結果はほぼ確実である。一九九二年と九四年の立法機関の心情は覆され、生物学的な真実は、約束により保証された親子関係を凌駕する傾向にある。そのような真実により、カップルによってつくりあげられた秩序は揺り動かされ、解きほぐせない家庭争議に至る可能性もある。

自身の歴史を知り、自らの出生の問題に決着をつけることは、子ども全員の権利であると主張する者もいる。仮に、自分の父親は本物であるかどうかを証明したいと全員が要求しはじめたとしたら、生物学的な真実は、子どもとその生殖を担ったと思われてきた人物との間に存在する愛情関係に、勝ることになるのであろうか。自分を可愛がってくれた人物は、生物学的には他人であることが、だいぶ後になってから発覚することにもなる。多くの男性が、存在を知らなかった子どもの養育責任を求められることも予想される。モナコのアルベルト王子のように、DNA鑑定によって二人のガールフレンドとの間に、一人の息子と一人の娘が存在することが明らかになった場合もある。

法律では、父子関係の検査は、裁判官が許可した場合に限って実施できる。しかし、とくに相続問題が発生した場合に、この制度は痛烈に批判されてきた。例えば、外国でおこなわれた父子関係の検査結果など、裁判官の許可なく実施された親子関係の検査結果は、原則的に法的な効力をもたない。しかしながら多くの事件では、このような検査結果が重要な証拠として主張されている。

人間の親子関係の正当性に関するこうした問題は、常に激しい議論の対象となっている。人間の家族を生物学的な要因だけに簡略化できないという主張と、各自は自らの出生について知る権利があるという主張とが、対立している。自分が法律上の両親の生物学的な子孫ではないことを知っている人々（ましてや施設の孤児）は、自らのルーツの不在に大いに悲しみ、これを見つけ出すために、あらゆる手段に訴えるかもしれない。社会は、自分の子孫と対面したくない生みの親（例えば、男性の匿名を望む出産）の動機を尊重しながらも、彼らを助けなければならない。

こういう場合、フランスの法律では、身元を特定しない情報であれば提供できると定められている。

しかしながら、生物学上の真実を知ることは、それを要求する人の権利であるだけでなく、これまで疑問を感じたことのない人々に対してさえも、押しつける必要のあるデータである、という考えが流布している。

ご承知の通り、男女は惹かれあうものである。旅行や出張などの際に、男性と女性が肉体関係をもつことは、例外的なことではない。しかしながら、カップルは、短い出会いの際に満たされたこうした欲望によっても、関係が不安定にならないこともある。私が若かったころ、まだ避妊具は普及していなかったが、それ以前の時代では、平均して子どもの八％は、生物学的には法律上の父親の子ではなかった。今日、この割合は三〜四％である。これはおそらく、女性がきちんと避妊をおこなっているからであろう。私には、出生の真実を最重要視する教条主義的な観点が何によるものなのかがよくわからないが、家族によっては、破壊されてしまう危険性がある。家族には不信感や怨恨、疑念が芽生え、家族の中核メンバーの愛情は、その人物の大人としてのありふれたエピソードに振り回されることになるのではないだろうか。

当然ながら、出生の教条主義は、我々の社会が生物学と遺伝学でかたづけられてしまう潮流の一環であり、本書の目的は、こうした側面を探ることにある。精神的な自律という側面の存在にさえ疑念を抱くようになれば、つまり、人間の遺伝子プログラムといった先天的な決定論とは関係のない、人間生活における愛情にさえ疑念を抱くようになれば、親子関係、生活習慣、さらには、思想、行動など、すべてはプログラムされた運命によって支配されているという、偏狭な考えを抱くようになる。その結果、家族の愛情のきずなは、遺伝子に基づいたものでなければ、脆弱であるとみなされるようになる。当時の立法機関が提起した考えとは裏腹に、残念ながら今日では、当時とはまったく反対の事態が進行している。

遺伝子検査による移民管理

二〇〇七年、マリアーニ修正法案が物議をかもした。二〇〇七年九月二十日、国民議会の議員は、ブリス・オルトフー（当時の移民問題の担当大臣）の移民の管理政策に関する法案を採択した。この法案には、報告者である国民運動連合（右派保守政党）に属するヴォクリューズ県のティエリー・マリアーニ議員が、修正案を付け加えていた。六日後の九月二十六日、上院の審議委員会は一転してこの修正案を却下し、法案は根本的に修正された。その後、激しい論争が起こった。

国民運動連合のティエリー・マリアーニ議員が付け加えた修正案では、すでにフランスで暮らしている家族と合流することを理由に入国する移民志願者は、遺伝子検査によって自らの親子関係を証明しなければならない。激しい論争が起きた理由は、この法律が不道徳だったからである。フランス国民に対しては（一九九四年と二〇〇四年に制定された法律によって）使用が禁止されている生物学的な規準を、外国人家族に適用することは、移民の入国管理に関する正当な議論を超えており、明らかに許容できない。

その後、上院、次に憲法院によって法案が変更された。結論としては、「移民・統合・国家アイデンティティおよび国民の連帯発展」を担当するエリック・ベソン大臣は、二〇〇九年にこうした措置を葬る結論を下した。ベソン大臣は、法律の字面とその真意を遵守することは不可能であるので、法令の適用には署名できないと宣言した。

上院によって修正された法律は、母方のつながりを調べるＤＮＡ検査を制限する姿勢を示しながらも、とくにアフリカの女性に対しては、冷淡なメッセージであり続けた。生物学的な親子関係の調査は、殺戮や飢餓で両親を失った子どもを養子として引き取るという慣習と、真正面からぶつかる。これはアフリカの女性に対して、「フランスにいる夫のもとで一緒に暮らしたいのであれば、養子を取ってはならず、すでに引き取ったのであれば、捨て去る準備をしなさい」というメッセージと同じである。この法律を厳格に適用した場合に悲惨な状態に陥るのは、まちがいなく子どもである。

また、この問題は「父子関係」で前述した問題とつながる。夫のもとで暮らしたいと願う女性の子どものなかには、父親が異なる者も存在するかもしれない。つまり、遠方で暮らす夫は、たまの旅行のときにしか妻と会う機会がなく、妻はほとんど一人で暮らしている……。マリアーニ修正法案が作成されたときにも、このような事態は予見されていたはずである。女性の「不倫」は、彼女たちの状況からすれば理解の余地はある。だが、これが発覚した場合には、彼女たちの文化的背景を考慮すれば、生死に関わる問題となる恐れがある。アフリカの不倫女性が殺されたという事例は、まだ報告されていないが、我々の時代においても「名誉犯罪」がいまだに発生しているのだから、このようなリスクが完全になくなったわけではない。

いずれにせよ、家族の呼び寄せを制限する考えは、フランスへの移民を減らすための適切な措置ではない。我が国では、移民の家族呼び寄せの人数は、平均して子ども二、三人である。いずれにせよ、彼らは大家族ではない。毎年八千人から一万二千人程度がこの手続きの対象者となっているにすぎない。非合法の移民と比較すると、この流入量はきわめてわずかである。

激論が交わされた後、フランス政府は、多くのヨーロッパ諸国でおこなわれている遺伝子検査を利用する措置の適用を断念した。移民政策のために遺伝子検査を最も利用しているイギリスでも、このような措置は非効率的であることがわかっている。イギリスの自国領土における移民問題は、解決とはほど遠い状態にある。移民問題を担当するテクノクラートが、父子の関係を証明する検査を実施するというアイデアを思いついたのであって、国民は相談を受けていない。

ヨーロッパ諸国の大半では、一九二〇年から三〇年にかけて優生学に基づいた法律が制定され、これが数十年間にわたって適用されていたことを、覚えているだろうか。今日、歴史的な視点からみると、フランスがこうした法律を制定しなかったのは、正しかったことがわかる。それでもやはり、このような試みがあること自体、生物学的還元主義が勢力を伸ばしている証拠である。これは遺伝子検査を生体測定器のように利用することによって、移民の流入を管理しようとする意思の表われであり、科学万能主義によって安全を確保しようとするイデオロギーが、蔓延している証拠である。

人間不在の科学が徘徊する

我が国の都市部でも農村部でも、治安が悪化している。監視カメラ、無人偵察機、ＤＮＡ鑑定、指紋、携帯電話の傍受など、科学的な対策を打ち出すべきだとの意見をよく耳にする。治安の悪化やテロ行為に対して、我々は断固として闘わなければならない。しかしながら、テクニカルな解決策だけを頼りにして闘いに臨んでも、勝ち目がないことはご存知の通りである（人々の先天的な性質を見つけ出すこと、遺伝的な障害のある者を「治療」すること、彼らを隔離すること、バリケードの中で暮らすこと、反乱分子を制圧することなど）。科学や技術が進歩する一方で、社会的な不安も増加している。科学によって人々の境遇が改善されていることに、異議を唱える者はいない。しかしながら、そのためには、科学は人間を中心にすえた計画を立てなければならない。私が呼ぶところの安全に関する反ユートピア的なイデオロギー（人間不在の科学イデオロギー）と、それに付随する前述のような措置だけでは、安全を保障することはできない。それは、まやかしである。残念ながら、警戒を怠ると（おそらく警戒したとしても）、こうしたイデオロギーが台頭することになる。

これまでに紹介した以外の遺伝子検査の利用法としては、犯人の身元割り出しや捜査、刑事事件における失踪者の捜索がある。生物学的な痕跡から採取した遺伝子指紋や、一部の犯罪者の遺伝子指紋を集めてデータベース化した資料が、国には存在する。これらの遺伝子指紋に関する資料のおかげで、多くの犯罪事件が解決され、殺人犯や婦女暴行の犯人の身元が割り出せるようになった。例えば、婦女暴行の嫌疑を不当にもかけられた人物は、無実を証明できるようになった。悪事を働く者をやり込め、無実の者の身の潔白を証明することができる洗練された手段自体は、賞賛すべきである。

しかしながら、遺伝子を利用したデータベースの存在により、一連の問題が生じている。例えば、遺伝子指紋（つまり、特徴を示す「バーコード」）だけを保存するのか、あるいはＤＮＡ自体を保存するのかという問題や、プライバシーに関わるこれらのデータの管理体制に関する問題である。実際に、身元割り出しに使う遺伝子指紋自体からは、該当者の特性に関する情報は一切得られない。ところが、遺伝子指紋がつくられるもととなるＤＮＡには、人物の身体的な特徴、性別、人種的なおよその特徴など、その人物を特定するさまざまな要因に関するデータが隠されている。

我々の社会が全体主義に移行したとしたら、どうなるのであろうか。ジョージ・オーウェルの小説『一九八四年』に登場する独裁者の亡霊は、いまだ我々の周囲を徘徊している。

第6章　科学が精神に入りこむとき

他者を操る麻薬や電気

他者に強烈な印象を与え、他者の行動を操ることは、人類のコミュニケーションの基本である。しかも、人類が登場して以来、これらの操作はさまざまな形式をとってきた。例えば、言葉や容姿などによって他者の欲望を掻き立てる性的な誘惑がある。また、人類はボディ・ペインティングによって、自らの肉体が他者の精神におよぼす影響を高めようとしてきた。このような装飾により、他者を魅了し安心させることができる一方で、敵や危険人物を威嚇することもできる。軍人と祈禱師が同じ服装であることはない。社会で暮らす人々の行動も操作されてきた。社会の発展段階において、軍隊や群衆を統制する能力のある指導者の威光は、カリスマ性を通じて維持されてきた。シェークスピアの『ジュリアス・シーザー』の見せ場の一つは、シーザーの暗殺後に、マルクス・アントニウスがおこなった「見事な演説」である。アントニウスは、雄弁術によって群衆の気持ちをひっくり返した。社会において他者の精神に働きかけることは、人間の暮らしの中核をなしている。

これまで人類は、他者の精神活動に、より効果的に働きかけるためにはどのようにすればよいのかを考えてきた。だからこそ、まずは経験的に、次に科学的に脳の働きを理解しようとしてきた。今日、それは可能となったが、神経科学の領域には新たな倫理問題が生じている。

数万年前から、精神に影響をおよぼす薬品が用いられてきた。その目的は、肉体的、精神的な苦痛に耐える、あるいは軽減する（例えば、アンデス地方ではコカの葉を噛む）、精神を高揚させる、恐怖心をやわらげる（幻覚キノコ、チャット〔噛むと軽い覚醒作用をもたらす葉〕など）ためである。化学技術を利用して、これらの植物の幻覚作用をもたらす分子が生成され合成された結果、現在の麻薬（コカイン、ＬＳＤ、エクスタシーなど）ができあがった。

実験によって脳の組織構造を理解することもできるようになった。（病気や事故が原因の）ある種の損傷が脳に生じた後の、行動の変化が観察されたことがきっかけとなって、医師は、脳の外科的な治療を思いついた。これがロボトミー（前頭葉白質切除）をはじめとする外科的な治療実験である。このような手術を施すことにより、精神病患者を治療できると考えたのだ。ところが、これは陰鬱な失敗に終わった。ロボトミーを施された患者は、何事に対しても感情も興味も示さないゾンビと化したのである。

今日、化学的な手法をはじめとして、さまざまな方法によって脳に入り込むことは、これまで以上に現実となっている。脳の病気を治療するための医療技術は、進歩している。パーキンソン症候群（脳の「黒質」が破壊されることが原因で、震えの後に次第に筋強剛といった症状が現われる）の患者の脳を電気的に刺激するために、電極を植え込むきわめて効果的な治療法（DBS＝深部脳電気刺激療法）が確立された。電気的な刺激を与えることにより、震えを抑えることができる。この治療法により、病状が悪化するのを遅らせることができると考えられている。この治療法によって、介護なしのほぼ普通の日常生活を送ることができるようになる患者は、深い苦悩からも解放される。

最近になって脳に電気的な刺激を与える治療法は、他の病気にも応用できることがわかってきた。例えば、脳電気刺激療法は、強迫性障害を抱える患者の治療にも、すばらしい成果をもたらしている。こういう患者は、（一日に五十回も手を洗うなど）順序や清潔さに強迫観念を抱き、日常生活に常に不安を抱えている。彼らは日常生活を送るうえで恐ろしい障害を抱える場合もある（外出時に家の施錠を確かめるために二十回も家に戻るなど）。

しかし、脳に電極を埋め込む作業は、きわめて慎重におこなわなければならない。脳電気刺激療法は、三次元で脳の構造を詳細に把握できる定位固定技術を用いた、きわめてデリケートな作業が必要とされる。実際に電極が数ミリメートル動くと、患者によってはうつ病になる者も現われ、彼らは自殺してしまうことさえある。フランスのある研究チームは、電極を通じて脳を刺激すると、ひどい不安に襲われて泣きだした患者の例を紹介している。刺激するのを止めると、不安はすぐにすべて消え去り、患者は平静さを取り戻し、再び快活になったという。このことからも、我々は他者をある程度操ることができるようになったことがわかる。将来的には、他者を意のままに操ることができるようになるのだろうか。

そこで、次のような疑問が生じる。治療にも応用できるが、他者を操る技術としても利用できる、こうした注目すべき知識は、はたして道徳的な観点から受け入れることができるのであろうか。受け入れることができない場合の規準とは、何であろうか、という疑問である。

当初、研究者や医師は、脳に電極を埋め込む技術を（強迫性障害や精神分裂症などの）患者の治療に利用するつもりだった。だが、他人を操るという、まったく別の目的を追求することも可能であることがわかった。他人の脳に、どこまで介入することが許されるのだろう。科学者がすばらしい技術を開発したとしても、彼らは重大な責任を負うことになる。脳に電極を埋め込む治療技術を正しく利用する正当な治療法とは、どのようなものだろう。こうした技術の悪用や危険な利用を、どのように回避すればよいのだろう。今日の技術を展望すると、脳に電極を埋め込むだけでなく、さらに凄い技術が登場しそうな気配である。したがって、これらの疑問をきちんと考えておく必要がある。

神経科学の発展、ならびに精神活動や行動様式を修正する技術の進歩から生じるこれらの疑問に答えるためには、私が生命倫理に関する考察と法則に託した任務を思い起こす必要がある。すなわち、人間にとって必要不可欠なことと、科学技術の進歩から生じる発展によって脅かされることを、同時に明確にすることである。そこで得られた維持すべき価値観とは、他者の尊重という原則から生じる。この原則により、他者の「個性」を認め、他者の自律を保護し、他者に対して連帯感を示し、他者に対して正当に振る舞うことができるようになる。つまり、自律の原則、他者に対して好意を示す原則、あらゆる憎悪から保護する原則を実行することである。

他人の精神に介入することは、それが救済につながるのであれば、正当化される。つまり、パーキンソン症候群の進行を遅らせたり、恐ろしいほどの強迫観念を軽減したり、精神病患者の幻覚を緩和したりする場合である。これとは逆に、同じ技術を、治療目的ではなく、他者を操る道具として利用するのであれば、我々は他者の精神を永続的に侵害することになる。これは人々の自律に反するので、生命倫理法などの法律によって、何としても回避しなければならない。しかしながら、危険はどんどん迫っている。

脳の画像化と心の解読

器具や技術を利用して脳を機能させることについては、すでに問題が生じている。例えば、技術偏重イデオロギーにより、(自由主義が勝利を収めた絶妙のタイミングで)「神経経済」という新たな傾向が生じている。さらには、神経政治の登場である。神経経済とは、個人が自己の利益を追求する際に、どのような戦略をとるのかを、遺伝情報や神経生物学を基に解明することを目的とし、ホモ・エコノミクスの行動様式を「客観化」する営み全体を指す。こうした手法は、ますます増えている。

経済学者が利用するモデルでは、個人の行動様式は、自らの利益を最大にしようと努める「自律した合理的な経済人」のものとみなされている。経済学の研究目的は、このような合理性を科学的に説明することにある。機能的磁気共鳴画像装置（ｆＭＲＩ）などの新たな医療技術によって、思考中の脳の動き、決断したときの脳の動き、喜んでいるときの脳の動き、拒絶するときの脳の動きなどを、画像化できるようになった。これらの画像から、新たな科学的なデータが得られるのではないかと期待されている。ご存知のように、これは、脳の血流の変化によって脳の働く部位を明らかにして、神経インパルスが大量に流れる脳の部位を示すものである。

この技術を応用した実験では、昏睡状態にある患者であっても、脳の活動からどのような意識が存在するのかがわかる。実際に、被験者に対して特別な刺激をもたらす質問をすると、fMRIにより、被験者の脳の活動が活発になる部位をつきとめることができる。これは被験者から明確な反応がない場合でも適用可能である。意思を表明できない状態にある患者であっても、豊かな精神世界があるとは驚きであり、こうした状況にうまく当てはまる行動アプローチを再考しなければならない。実際に、昏睡状態にある患者に対して、望ましい人生の終末とは何かを尋ねることにより、その患者自身がそれを考えることができるのか、さらには何を考えているのかも、わかるようになるかもしれない。

神経経済におけるfMRIの応用に話を戻すと、経済的な判断をしようとしている人物の、活発化している脳の部位をつきとめることにより、分析対象とする行動様式を、コンピューターによってモデル化することが可能になる。例えば、顧客がモノを買うときの脳の動きや、パートナーが誠実で信頼できる態度、あるいは偽りのある不誠実な態度をとるときの、脳の動きを知ることができるようになる。

fMRIを利用した神経経済では、とくに動機などの、行動様式を操る「脳の構造」を明らかにする目的の研究が進んでいる。

例えば、さまざまな提案に対する消費者の反応を調べるテストが、盛んにおこなわれている（テレビ・コマーシャルのつくり方しだいで、消費者は製品を購入する、製品に興味を抱く、製品を拒絶するなど）。このような研究を支持する者によると、これこそが広告キャンペーンをより効果的にする方法であるという。

即時の利益を得ようと望む脳の動きや、さらには、得られる確率は不確かだが、より大きな利益が見込まれる、より複雑な戦略を練る際の脳の動きのメカニズムについても、研究が進んでいる。言い換えると、ホモ・エコノミクスの行動様式のカギを探り当てることにより、人間の「事前に配線された神経回路」のメカニズムを明らかにすることが可能になる……。アメリカでは、脳の活動に関する研究は非常に重要視されている。したがって、ほとんどの広告キャンペーンには神経科学の専門家が参加している。最近では、小さな民間企業によって、ショッピングの製品ごとに、消費者の脳の動きが活発になっている部位を画像化する検査サービスも提供されている……。

神経経済の領域と、遺伝学による行動と態度の分析領域とは、対をなしている。双方とも社会生物学という同じヴィジョンから生まれたのだ。すなわち、人間の存在および人間の行動は、プログラム化されているというヴィジョンである。このプログラムは、種の保存ならびに永続を個人に命じる一方で、自らの快楽や利益の追求も命じる。ホモ・エコノミクスの反応や行動の基盤に事前に配線された神経回路の基礎となるのは、自らの利益を最適化することである。確立された神経回路（〝事前に配線された神経回路〟）は、日常生活での経験（後天的に獲得した〝後天的な遺伝子〟ともいうべきもの）によって微調整された、（先天的な）遺伝子プログラムを神経生物学的に伝達するというヴィジョンである。

こうした超決定論者のもつヴィジョンである精神活動の簡略化は、非難されるべきだ。これは、精神活動が表現される際の脳の構造メカニズムの研究とは別物である。作業を実施するとき、感情を持つとき、決断を下すときなど、それぞれの状況に応じて活発になる脳の部位をつきとめることは、病理学や生理学にとって重要な情報である。例えば、脳が損傷したときの症状に対する理解が深まったため、複雑な行動をとる際には、脳が解剖学的にどのように機能するのかを、細かく分析できるようになった。これとは逆に、思考の相互関連（遺伝学、細胞学、神経生物学、解剖学との相互関連）と、思考自体を混同してはならない。思考は、思考を表現する物質的な構造と切り離して研究するべきだ。さもなければ、きわめて幼稚な提言を導き出すことになりかねない。

前述したように、ｆＭＲＩに基づく神経経済の研究によれば、目先の利益を望むときに活発化する脳の構造は、自律した経済人が複雑な戦略から高い利益を得ようとする際に活発化する脳の構造とは、異なっていたという。こうした研究からは、ホモ・サピエンスが短期または長期の経済的な戦略を打ち立てる際には、事前にプログラムされた異なる神経回路を利用すると解釈できる。

だが実際には、このような実験結果は大した驚きでもなく、極論すればｆＭＲＩを利用するまでもなく予見することができた結果ともいえる。例えば、自分の目の前に現われた裸の美しい女性から熱のこもったウィンクを受け取ったムッシューの脳の構造は、修道院に閉じこもった敬虔な女性を誘惑するために、かなり複雑な計画を立てている男性の脳の構造とは、大きく異なるであろう。おそらく前述した神経経済の研究において明らかにされる結果も、この程度のものであろう。要するに、狭義の意味で事前に決定されたホモ・エコノミクスというイメージを裏付けるものは、何もないということだ。

技術偏重イデオロギーの推進者によると、現在は心理学や人間科学によって扱おうと努力している問題は、いずれ脳を検査する設備やパラメータを使って解決できるであろうという。技術偏重イデオロギーのヴィジョンでは、ゲノムと脳がどのように機能するのかを理解することが重要となる。ゲノムと脳の関係から人々の行動様式を探り出し、予見することが可能だという。行動様式を変化させたり、さらには他者を服従させたりすることもできるようになるという主張もある。

国民の間に、熱狂と賛同の嵐の後に大きな不安を引き起こすことが、効果的なイメージ戦略であると確信した場合には、政治家は迷わずこれを利用するであろう……。したがって、政治家のなかに、ゲノムと脳の関係から生じる行動様式に対する影響力を行使しようとする者が現われることは、容易に想像がつく。ぎりぎりの選挙資金で活動する政治家が、このような神経戦略を利用することによって、個人の自由意志と民主主義は危機に陥るのだろうか。

現実には、神経経済あるいは神経政治のこうした技術偏重のアプローチは、幸運なことにいくつかの幻想に基づいている。脳の画像化装置によって、思考や決定をくだす複雑なメカニズムや、賛同を得るメカニズムは、目視することができるようになると主張する者がいる。彼らは、他者の行動様式は操作できると吹聴している。しかし、彼らはまたしても賢明ではない。ヒットラー、ムッソリーニ、スターリンなどは、大衆を扇動するために科学技術を頼りにすることなどなかったではないか。マーケティングの専門家、広告代理店、選挙活動の専門家は、ノウハウを駆使して、すでに人間の行動様式に対して大きな影響力を行使している。危惧されるのは、国民の依存体質を高めて、国民を扇動されやすくする方法を見つけようとするために割く、彼らのエネルギーのほうである。

こうした策謀によって、現在の本当の進歩が覆い隠されるようなことがあってはならない。実際、きわめて複雑な脳の現象は、ｆＭＲＩのおかげでよく理解できるようになってきた。認知科学の貢献を認めないのは、大きな誤りであろう。今日、認知科学では、我々のさまざまな（知的および愛情などの）活動と、これらの活動の際に動員される脳の部位との相関関係を打ち立てようとしている。

例えば、行動の処理には、二つの神経回路が共存していることがわかっている。反射レベルにとどまる行動があるが、大脳皮質ではこうした行動は扱われない。この場合、脳は、大脳基底核を経由する神経回路だけをきわめて迅速に利用するので、ほぼ瞬時の反応が可能となる。これはほとんどの場合、意識せずにおこなわれている、日常生活における主たる行動メカニズムである。例えば、車の助手席に座った人物と話しながら運転すること、ジュースを飲みながら歩くこと、地下鉄の車内で誰かの足を踏むことなく歩行することなどである。

これとは反対に、とくに新たな状況に対して判断をくだすときなどは、迅速に反応することはそれほど重要ではない。重要なのは、感覚や知覚が大脳皮質において効率的に処理されることである。というのは、最適な解決策を練りあげることのほうが重要だからであり、そのためには、脳に貯蔵されている数多くのメンタル・イメージや記憶を動員することが必要となる。つまり、これは新しい出来事を処理する独創性の領域である。

脳の画像化によって、脳の構造基盤を明らかにすることができるようになったが、これは従来の心理学の観察と合致する。演劇を観る人物について考えてみよう。その人物は、舞台での出来事を観て、そこで語られていることに心を動かされる。このとき、視覚的な刺激によって引き起こされたその人物の脳の構造は、探知することができる。刺激を処理する脳の動き、刺激に関連した充実感、感情を抱く際に脳が担う構造的な役割などである。しばらく時間が経ってから、その人物の演劇に関する記憶を、感情的、知的に辿ることもできる。ちなみに、記憶は、初期の情報が前頭前野を寄り道した後に復元される。ホモ・サピエンスでは、この前頭前皮質が著しく発達している。

これらの観察により、感情と理性の関係を問う、昔から存在する哲学的な議論について、新たな方法によって分析することができるようになった。感情と理性は、お互いに相反するものなのであろうか。神経科学の発見により、次のような回答がもたらされた。脳は、扁桃体のような感情を扱う基本的な構造と強い相互作用をもつことなしには、思考しないということである。言い換えると、感情の土台となるものがなければ、理性的な思考は存在しないということだ。それ以上に、感情をもたなければ、自らの理性を行使することはできないであろう。

いわゆる報酬系の神経回路についても、理解が深まってきた。報酬系のなかには、動物にも具わっている先天的な神経回路もある。喉が渇いたときに何かを飲む、空腹や性欲を満たすなどである。しかし、同時に前頭前野が活発になることによっても、可能であることがわかった。これは例えば、他者を手助けする、誰かを保護するなど、我々が道徳的なおこないを目にすることによっても、満足の神経回路を活発化させることができることを意味する。わかりやすくいえば、これらの活動に関連した喜びの神経回路の機能は、探知できるということだ。

こうした紹介は、当然ながら概要であり、最近の科学的な観察によれば、我々の脳の機能に関する理解はさらに深まっている。だが当然ながら、我々は精神を解読したなどという、極端な主張を受け入れるべきではない。つまり、あらゆる精神性の発露について、精神はそれが表わされるために動員される脳の構造に還元できるという主張である。この考えに従うのであれば、美的な感情を引き起こすこと、例えば、フェルメールの絵画を鑑賞することや、バッハの音楽を聴くことなどは、美的な感情が依拠する物質的な要素によって説明がつくことになる。神経科学者のなかには、そういう主張をする者もいるが、私はこのような還元主義者の主張に、まったく納得していない。彼らによると、いずれ科学技術の進歩によって、他人の思考を書物のように読み解くことができるようになり、さらには思考する本人よりも、その人物の思考を知ることができるようになるという。

ここでもまた技術至上主義という夢物語が登場する。当然ながら、これは脱人間化という神話に至る。すなわち、人間が自分自身で現実を把握することなどできるわけがないので、神経科学などが明らかにする人間の原動力に関する客観的な知識により、人間の本性や本質が明らかになる。こうして、ある人物が考えていること、やりたいこと、なすべきことを、科学によって本人自身よりも他者が深く理解できるようになる、という神話である。

このような観点に基づく脱人間化という神話的なヴィジョンは、個人のあり方を無視して、自分の目的のために個人の意思を服従させようとする全体主義へとつながる。排除された反逆者は、(精神病院で) 治療を受け、テクノロジーによって、先進的とされる水準に確実に到達する装置を取り付けられた、脱人間化した国民に生まれ変わる。要するに、こうした分析は、古くからの哲学的な潮流である「自由とは幻想である」という運命論の焼き直しである。

精神の自由を否定する論理と技術

我々の脳の物質性を完全に理解し、精神が表わされる際の複雑な脳の機能メカニズムの解明に努めることは、重要である。しかし、精神性の発露には特殊性があるのだから、精神はいかなる条件にも還元できるものではないと私は考える。ヘーゲルによると、ミネルヴァのフクロウは黄昏《たそがれ》にしか飛び立たないという。ヘーゲルのメタファーを踏襲すると、フクロウが飛び立つとき、その飛翔は、止まり木の当初の条件や、その日の出来事に還元されてしまうことになる。神経生物学のアプローチは充分ではなく、精神は自律性をもつのだから、精神自体を研究するべきだ。私が異議を唱えるのは、倫理的な考察自体も神経生物学のプロセスに還元できるので、神経生物学の研究や知識は、将来的に道徳的な哲学に取って代わるであろうという主張に対してである。

これは、アメリカのエドワード・O・ウィルソンの社会生物学の理論が神経科学分野に持ち込まれた新たな例である。ウィルソンの理論は、人間は自分の遺伝子（利己的な遺伝子）を拡散する器にすぎないという、イギリスの進化論の専門家であるリチャード・ドーキンスの理論に近い。前述したように、ウィルソンらの理論によると、精神や思想は幻想にすぎない。というのは、脳は遺伝子の影響力を表明する手段に過ぎなくなるからである。モーツァルトの音楽は、聴く者の心を征服し、女性をたらしこんで妊娠させ、自分の子孫を通じて自身の「利己的な遺伝子」をばら撒くためだけに、モーツァルトの遺伝子によって実行された策略となる。こう断言したとすれば、それは独創性やモーツァルトの偉才に対する理解には、何の進歩ももたらさない。

精神の決定論というこのようなヴィジョンは、自由は幻想であるという二千年来の古い考えと結びついている。スピノザやディドロなど多くの哲学者と同様に、ストア派の哲学者にとって、自由は存在しない。ニーチェによれば、自由は我々の行動を制御するメカニズムに対する我々の無知に宿っているという。社会生物学者にとって、利己的な遺伝子は生き物に対して圧倒的な影響力をもっている。高名で才能豊かな神経生物学者であるジャン＝ピエール・シャンジューの考えは、このヴィジョンに近い。シャンジューによると、倫理学では神経倫理学が次第に主流になるであろうという。シャンジューも、ｆＭＲＩをはじめとする神経科学の発展という科学技術によって、まもなく思考を詳細に知ることができるようになると考えている。彼は、精神の製造に関してラプラスの悪魔を復活させた。

十八世紀の数学者、天体学者、物理学者であるラプラスは、次のような仮定を立てた。仮に全能の悪魔が存在したとして、この悪魔がすべての自然法則を知り、微小な粒子の動きまでも詳細に知っていたとすれば、将来についてわからないことは何もないであろう、という仮定である。今日ふうに言い換えれば、次の通りである。すべての遺伝子と、環境によるすべての影響がわかれば、その人物のことはすべて予想することができるという仮定である。そこでは、自由という概念は何の意味も持たない。ゆえに、個人の意思をもってしても大きなことはできず、ましてや物事の流れを変化させることなどできない。したがって、二、三年もすれば、将来の犯罪を摘発することも可能になるであろう。

物事がそれほど単純ではないことを、きちんと理解しておく必要がある。仮に我々の行動が、自然（我々の遺伝子）と文化（環境）の混ぜ合わせによって、完全に決定されていると想像してみたとしても、つまり、この混ぜ合わせによって、我々の考えていることやおこなうことが、不可避な形で導かれていると想像してみたとしても、このようなシステムの複雑性を考慮に入れなければならない。

似たような複雑性は、カオス・モデルという用語を使っての論証となる。言い換えると、システムにとって明らかに些細な要素であっても、システム全体を著しく変化させることがあるということだ。例えば、ある思想がちょっとした知的な影響をおよぼしたとしよう。だが、いったんそれが意識されると、今度はその後の思想にも鮮明な印が刻まれることもある。決定論におけるシステムにおいてさえ、または、我々の行動は我々の脳を変化させていると考えるシステムにおいても、ほんの些細な変化が可能性の選択肢を大幅に広げることにもなる。カオス理論の専門家である数学者のブノワ・マンデルブロが理論づけたように、同じシステムであっても、かなり異なった状況や状態に変化することもある。

実際には、お粗末な混乱が人々の精神に巣くっている。それは因果律の可逆性である。科学者にとって、すべての研究対象となる現象には原因がある。これは正しいが、初期の原因は、唯一の結果だけを引き出すわけではない。

もう一つの混乱は、より月並みなものであり、専門家であれば心得ていなければならない因果関係の取り違えである。神経科学の研究者チームによって実際におこなわれた観察結果を紹介する。まず、被験者にいくつかの物体を記憶してもらう。次に、しばらく時間をおいてから、被験者にそれらを描写してもらう。被験者の脳の活動の様子は、ｆＭＲＩによって画像化される。被験者は、物体によって心地良い感覚（愛する人、家族、故郷などを思い起こさせる）や、不快な感覚（恐怖、つらい記憶、ひどい痛みなどを思い起こさせる）を抱く。扁桃体など、喜びあるいはストレスを感じる脳の部位は、感情が芽生えるときに活発になる。よって、こうした記憶の質は、被験者が無関心であった物体よりも優れたものになることがわかっている。この実験結果が意味することは、物体を見せられたときの注意力や精神的な影響は、感情によって強化されるということである。これは大変興味深い推論といえる。逆にこの結果から、感情が生じて記憶が強化されたのは、扁桃体における血流が増加したからだとはいえない。

十八世紀のイギリスの哲学者であり政治家であったフランシス・ベーコンは、「知識は力なり」と唱えたが、これは神経科学や精神科学の分野では特別な意味を持つ。実際にここで問題になる力とは、人間の最も特徴的な機能である「考える」という機能の、（デカルトの表現を拝借するのであれば）「主人にして所有者」となる力である。

人間の意識は、精神科学などの分野で正当な研究対象となっているが、これは他者の精神を操作しようという、ホモ・サピエンスの原初的な欲望と結びついている。ホモ・サピエンスは、おそらく数万年前から経験的な手法に基づいて、他者の精神を操作しようとしてきたと思われるが、今日では、科学技術を用いてこれをおこなおうとしている。ところが、他者の自律を保護することこそ、私が道徳的な思考の要であるとする、他者の尊重という義務の中核である。現代の倫理問題の討論会で、科学技術によって他者の精神を操作しようとする問題が、生殖やヒト胚に関連する問題ほど取りあげられないのは、理解に苦しむ。だが、これはヒトの人間性にとって、きわめて重要な問題なのだ。

他者の精神を操作しようとするたくらみは、太古の昔から存在するが、精神を服従させる科学技術が急増している今日においても、これを制止する道筋は、明らかにされていない。医師の究極目的を簡潔に述べると、解放することであり、拘束することではない。これは、治療行為も含めたあらゆることに該当する。もちろん、誘惑、威光、カリスマ性、製品の広告やこれに関連した行為が、他者の思考に対して支配力を行使するからといって、道徳的な観点から軽蔑の対象となるわけではない。実際に、これらの試みに従わない者が登場することによって、たくらみが失敗に帰すことは、原則的には当然予想される不可避な事態として受け入れられる。

しかしながら、こうした失敗が、科学技術の利用によって回避できた失策であるとみなされるとき、つまり圧力を行使された者に、逃れるための現実的な術がない場合には、当然ながらヒトの人間性は侵害され、人間は目的化され、自律の主体からは自律が失われることになる。

麻薬の使用と自由と常用癖

この章の冒頭に、太古の昔からさまざまな麻薬が利用されてきたことを記した。収まる気配のない麻薬の使用は、国際的にも大きな社会問題となっている。麻薬の使用は個人の自由と考えることもできるが、麻薬によって恐ろしい拘束を強いられることになる場合もある。したがって、麻薬の使用は、きわめて複雑な倫理問題である。

では、自由とは何であろうか。これまでにも、多くの人々が自由を獲得するために、あるいは自由を守るために、自らの生命をささげてきた。詩人や雄弁家は自由を賛美し、哲学者は数千年来、自由について探求してきた。自由についての神話的なイメージは、次の通りである。束縛されない自律した状態にあって、きちんと事情をわきまえて意識的に行動する道徳的な主体が、自己の奥底を反映させ、周囲の人間や環境など外部からの拘束を一切受けずに、自らの感情や欲望の主人となること。

これはカントや実存主義者の思想の中核だとしても、神話であると認めざるをえない。現実には、人間が行動する際には、生理学的、性的、文化的、教育的などの影響、ならびに過去や現在の出来事などさまざまな影響にさらされることは、本書でもすでに言及した。全員が、人間になる以前の祖先の代から、人類によって選択されてきた本能を受け継いでいる。これは我々の祖先が、「生存競争」に有利になるように与えてくれたものである。こうした本能は、「利益」となると同時に、快楽も追求する。利益と快楽は、うまいものを食べる、おいしいものを飲む、生殖をおこなう、苦痛やストレスから逃れるなど、しばしば混交し、または結びついている。

簡潔にいえば、ホモ・サピエンスにおける知的能力や精神活動の発達により、人間は、自らの動機や行動計画について自問し、またこれを途中で修正できるようにもなった。言い換えると、人間の行動の新たな決定要因となった「自由意志」は、要求や願望の満足と結びついたこれまでの活力の代わりをするようになったのではなく、これらに付け加わったのである。前述したように、神経科学や認知科学の急速な進歩により、意志決定における分子や細胞、生理学とのつながりが、明確にわかるようになった。得られた結果は、「個人の断固たる自由」に属するとみなされていた部分も含めて、人間の本当の自律について、昔から懐疑的であった哲学者の直観を裏づけるものとなった。

ここでは、実存的な自由の信奉、人間の本性に関する基本的な特性、我々は我々の行動のメカニズムと原因を無視することによってこそ、人間は自由であるという幻想を抱いている、という運命決定論的な考えなど、過去数千年来の哲学的な議論を蒸し返すことはしない。いずれにせよ、自由意志の裁量という謎についての分析がどのようなものであっても、決定論という万力の締めつけを緩め、自由が開花できる、あるいは少なくともそのように感じることができる空間をつくり出すために、誰もが最大限の努力をするべきだという倫理的な要求がある。

したがって、麻薬やさまざまな行為への依存に関する問題は、社会を古典的なジレンマに陥れる。人間の自律の厳格なる尊重という現代の理想は、他者に脅威をもたらすことがない限り、個人的な行動に対して寛容であることが理想である。その一方で、消費者として個人が陥る恐るべき依存を心配しないこと、つまり、彼らを依存状態から救済しないことは、他者に対する無関心である。これは、普遍的な倫理原則に反する。

この問題における正しい態度、つまりアリストテレスがいうところの「正しい道筋」は、実行することが不確実かつ困難である。実際、満足を手に入れようとする行為（満足を求めているのではないのかもしれないが）、満足の強迫的な探求、生理的、精神的に深刻な混乱や耐え難い苦悩を避けるために物質に依存する行為の三つには、連続性がある。

当然ながら、化学物質や行為によって常用癖や依存の程度は異なる。この意味で最も強い依存性があるのは、ハード・ドラッグである。このような薬物により、一般的に脳の報酬系や快楽の神経回路は刺激されるが、とくに刺激を受け取る受容体の細胞内のインターナリゼーション（受容、同化）という現象により、次第に刺激に対する感度が鈍くなる。この現象の結末は、薬物の大量摂取である。なぜならば、通常の「生理学的な活力」を維持するだけでも、薬物による刺激が常時必要とされるようになるからである。だからこそ、薬物の摂取をやめると、ひどい禁断症状が生じるのだ。

前述のメカニズムは概略に過ぎず、性行為、危険なゲーム、インターネット・サーフィン、買い物といった強迫的となる消費行為などを突然中断する場合にも、激しい欲求、不安感、不眠、うつ病などの症状が現われる。

常用癖に対する倫理的なアプローチは、究極の難題である。人間の自律をほとんど認めない社会的な規範を過剰に押しつけることになるか、あるいは、常用者となった人物がすっかり投げやりになり、家族や社会からも徐々に排除される運命に無関心を貫くか、という選択を迫られることになりかねない。幸い、未成年者をはじめとする脆弱な状態にある個人を保護すること、不正取引を取り締まること、常用者がさまざまな合併症に苦しむ前に救済することなどについては、社会的な合意がある。

社会はすでに麻薬に蝕まれているが、我々は勇気と連帯感をもってこの問題に対処しなければならない。麻薬の自由と常用癖について、健全で理性的で人間的な行動を願う者の心得としては、次の通りである。確実性に注意を払うこと。道徳的な規範や禁欲的な考えに基づいた反射的な対応を避けること。追求する倫理的な目的を明確にして、常用癖や依存症の生化学的、生理学的、心理学的なメカニズムの解明、およびこのようなメカニズムによって引き起こされる行動の解明に努めることである。

第7章　脱人間的な、あまりに脱人間的な

臓器移植の知られざる側面

唯一個別な存在である人間の身体は、肢体や各種臓器によって成り立っている。これらは切断可能であり、場合によっては取り替えることも可能である。

事故によって手足が失われた場合や、患者が一つの腎臓、脾臓、左肺、前立腺、結腸を切除された場合であっても、彼らの個性が冒瀆されたわけではない。彼らの「尊厳」は完全に守られ、その人間性が疑問視されることはない。切除手術を受けた患者に取り付けられた人工器官、腎臓・肝臓・心臓・角膜などの移植は、人間の本質にとって危険な治療ではなく、患者の自律や生活を取り戻すために、患者の自己実現にとって、むしろポジティブな影響をおよぼす治療であると考えられる。こうした治療が良いおこないであることは、確かである。

しかし、とくに顔や手などに人間と見えるような「部品」が組み込まれた人物に接するときには、純粋に医学的な側面からではなく、人々はためらいや不安を感じる。我々の応急処置をいく

つか紹介すると、人間に豚の心臓やヒヒの肝臓を移植すること、また人間の脳に埋め込まれた電極から指令を発して義足や義手を動かすことや、音から生じる電気信号を、体内に埋め込まれた人工内耳によって内耳神経に直接伝達することなどである。もちろんこれらは驚異であるが、我々は、修理された人物の身体から発せられる目の輝きや人間的なエネルギーに接すると、人間性が完全に保全されたことに納得がいく。

また、精神性の発露に介入するために、精神の物質的な構造の相互関係を修理する応急処置もある。精神の潜在能力を高め、これを制御するために、人工的な装置を取り付ける応急修理である。

このような行為は、人間的であるのか、あるいは脱人間的であるのか、狂気の沙汰なのか、それとも解放の象徴となるのであろうか。まずは臓器移植から論じる。

臓器移植は、飛躍的な進歩を遂げた。臓器移植は、脳死状態の人物から摘出された臓器が寄贈されたことからはじまった。その直後に、科学的、倫理的な秩序に関するあらゆる問題が続出した。例えば、脳死についての定義や、臓器摘出の同意を誰から得るのかという問題である。フランスでは、一九七六年に制定されたカイヤヴェ法に従って、存命中に、自らの臓器提供は拒否すると表明しなかった者全員が、潜在的なドナーであるとみなされることになった。

一九九四年に制定された生命倫理法では、二〇〇四年の改定時に、推定同意の原則は維持されることが確認されたが、存命中に死後の臓器摘出を一切拒否する旨を登録する、国の台帳が作成されることになった。また、脳死状態の者の場合には、臓器提供の意思が不明であれば、医療チームは家族の承諾を得ることになった。しかしながら、臓器の寄贈の承認が明確に表明されず、また親族がまだ悲しみのどん底にある場合は、臓器提供を受けることが難しくなった。

少し以前には、臓器提供は、自らの死を超えて社会に役立つ崇高な行為であるとみなされていた。今日、宗教活動は影を潜めたが、少なくともヨーロッパでは、脱宗教化した日常生活から姿をほぼ消し去った神聖さは、自らの肉体、とくに死者の肉体に逃げ込んだようである。つまり、肉体の完全さを侵害することに対するためらいが大きくなり、現在では、多くの人々が死後の臓器提供を拒否するようになった。さらに、こうした拒否と同時期に、これまで病院で継続的におこなわれてきた死体解剖も、ほぼ完全に消えうせた。死後であっても神聖さが残る肉体は、尊重すべき対象であり、侵害してはならないという考えが主流となったのである。

しかしながら、生きたドナーによる臓器提供という新たな傾向がある。多くのきわめて寛容な人々が、我々先進国に対して臓器提供を申し出ている。脳死の人から摘出される臓器が不足している現状に加え、脳死の病人から摘出された移植組織を利用するよりも、移植手術の結果がほんの少し良いと思われることから、生きたドナーによる臓器提供は、外科医にとって好都合である。しかしながら、これにはきわめて深刻な倫理問題がある。こうした臓器摘出は、途上国ではどのようにおこなわれているのだろうか。途上国によっては、腎臓や肝臓などの提供国となっているが、自らの臓器を提供することによって金銭を得ようとする貧しい人々を対象に、臓器摘出がおこなわれているのではないだろうか。

二〇一〇年に予定されている生命倫理法の改定の際には、二〇〇九年におこなわれた市民フォーラムにおいて主張されたように、生きているドナーの範囲が拡大されることも考えられる。しかしながら、これについては慎重な態度で臨まなければならない。そこで、次のような事例を考えてみよう。

子どもを救わなければならない。脳死の人の臓器は手に入らず、子どもは、このままでは死んでしまう。このとき、自分の子どもに自己の臓器提供を申し出た父親あるいは母親の意思は、徳の高い親子愛に満ちたヒロイズムである。これこそまさに寄贈である。しかしながら、現実はしばしばそう単純ではない。次のような状況を想像してみよう。生体検査の結果、子どもの家族の中に潜在的なドナーがいることがわかったが、それは両親ではなかった……。このとき、どうすればよいのであろうか。生体検査を受けるように指示された人物は、他者を助けるという大きな使命を重圧と感じるかもしれない。しかし、臓器提供を申し出るという寛容な精神的高揚は、全員が強制的に共有できるものではない。

家族のメンバーによっては、生体検査の結果は、無人島に漂流した人物のうち、次に誰が食われるかをクジで決める状況に等しい。では、どのようなことが起こるのだろうか。明瞭な形であろうと暗黙の形であろうと、検査を受ける人物は、自分を待ちかまえることに怯え、精神的な圧迫を感じるだろう。その人物は、臓器提供を拒否した場合には、自分があたかも殺人犯であるかのように感じ、その子どもの死に対する責任を問われることになるのではないかと考えるだろう。断った場合には、その人物は恐ろしいほどの罪悪感を感じることになる。このとき、臓器提供の同意に関する本当の自律とは何か、という疑問が生じる。

臓器移植については、特殊な状況からその影響がわかる。生きたドナーからの臓器提供がはじまった十年近く前、夫婦間での腎臓移植に関する統計が作成された。その結果は、衝撃的であった。腎臓の機能不全（自己免疫性糸球体腎炎）が原因の自己免疫疾患は、男性の発病率よりも女性のほうが高いにもかかわらず、妻から夫への腎臓提供の件数のほうが、その逆よりも多かったのである……。これは、きわめて居心地の悪い統計結果である。これは、口に出しづらい男性支配の表われと解釈できるのではないか。こうした統計を見れば、臓器提供の問題については、きわめて慎重に取り組まなければならないことがわかる。最愛の人物を助けるという徳の高い行為であっても、臓器提供には、過小評価できない倫理的に大きな障害が内包されているのだ。

二〇〇九年にストラスブールで、生命倫理に関する市民フォーラムがおこなわれたが、このフォーラムに参加した専門家全員が、臓器移植に関する法律の適用範囲の拡大に賛意を示した。その一方で、「重要な証人」として参加した私は、彼らの気にさわる指摘をした。

潜在的なドナーが自律を維持できるようにすることは、必要不可欠である。そのためには、ドナーができる限り自由かつ公平に、心理学者に相談できるようにする必要もある。相談を受ける心理学者は、ドナーが揺るぎない決心を固めているかどうかを探るだけでなく、ドナーの自律した精神による決断であるか否かを判断することになる。ヒロイズムを否定するのではなく、規範としてのヒロイズムを打ち立てるべきだ。

脱人間化という神話

世間ではそれほど語られていないかもしれないが、今日、「脱人間化」は大きなテーマとなっている。この考え方は次の通りである。科学技術を用いれば、不完全な人間は「改良」できる。人間は、科学技術によって著しく強力で知的で独創的になる……。さまざまな技術の応用によって、ほとんど不死身になる永遠の若さを授かった脱人間が、人間に代わって登場する。脱人間同士をネット接続すれば、ほぼ無限の知的パワーも得られる。

古典的な文学作品においても、脱人間という幻想はすでに語られている。永遠の若さを手に入れるために悪魔と契約したゲーテの『ファウスト』は、脱人間である。ＳＦ物語も脱人間をテーマに、知的、肉体的に「秀でた」能力をもつ超人やサイボーグたちを創造するなどして、この分野を開拓してきた。これまで、人間は、妖精や魔法使い、メフィストフェレスの力を借りて、限界を超えようとしてきた。今日では、限界を超えるために頼りになるのは、科学技術である。脱人間の信奉者にとって、科学は、地上に天国をつくるために利用される新たな宗教となった。科学を利用すれば、いずれ人間は、病気、身体的な障害、痛み、死をはねのけることができるようになる……。

この思想をさかんに啓蒙する人物の一人が、アメリカの研究システムにおいて非常に大きな役割を担ってきたウィリアム・シムズ・ベインブリッジである。二〇〇二年に彼は、アメリカ国立科学財団（NSF）に対して、「人間のパフォーマンスを改良するための収束テクノロジー」という報告書を編纂した。ちなみに、NSFとは、さまざまな研究チームに予算を配分する国家機関である。ベインブリッジによると、テクノロジーによる精神や身体の改良により、インテリジェンスは高まり、寿命はのびる。すると今度は、これを強力なこととして利用することにより、精神と身体の改良に関する新たな方法がみつかり、いずれ人間は神と同等の力を手に入れる……。そのために人類は、バイオテクノロジーだけでなく、情報工学、ナノテクノロジー、そしてもちろん認知科学を発展させ、これらを自由に利用できるようにしなければならない。

脱人間の信奉者が唱える科学万能主義の思想では、（動物とは異なり）我々人類が開発できる道具を利用することは人間の義務であり、これは道徳的な厳命である。しかもこれは、人間が自らの動物性から自分自身で抜け出すためでもある。いわゆる人道主義といわれる立場と対立する脱人間という概念の推進者は、テクノロジーによる超越性を推奨しているのだ。

だが、どのようにしてこのような「改造人間」を創造すればよいのかという問題がある。脱人間の信奉者が広めた現代の神話は、まずは現代版のキマイラ（ギリシャ神話に登場する伝説の生物）ともいえる、人間と機械が合体したサイボーグである。次に臓器移植、とくに胚性幹細胞や遺伝子治療の利用である。心臓、肝臓、腎臓、目など、さまざまな臓器移植が新素材を利用しておこなわれるようになる。というのは、人間からの臓器提供だけでは、数が不足するからである。さらには、個人の幹細胞の利用が望まれる。身体のあらゆる細胞に分化できる特性をもつ幹細胞からは、人体組織、さらには臓器全体を再構築することが可能になるであろう。例えば、疲弊した心臓を取り替えることや、筋肉を移植することも可能になる。脳の特定の部位を新しくすることだってできる……。

遺伝子治療については、さらなる可能性がある。脱人間主義の信奉者によると、遺伝子治療により、生殖細胞、すなわち精子と卵子が伝達するメッセージの質を改良することが可能になるという。彼らは、例えばガンなどの病の発症を促進することになる遺伝的な原因を、修正する可能性について言及している。特定の遺伝子を除去ないし非活性化させるためには、それらの特定の遺伝子に他の遺伝子を加えたり、他の遺伝子によってそれらの特定の遺伝子を刺激したりすればよいという。

さらには、脱人間の予言者によると、将来的には、遺伝子を修正するという行為は、倫理的に必要不可欠になるという。障害を探知するためだけでなく、将来の人間の品質を改良するためにも、体外受精を利用することは、倫理的に不可欠であると彼らは主張している。これは英語で、「質の向上（enhancement）」と呼ばれる。彼らの主張によると、行動に移さないことは倫理に反することになる。

今日、ＳＦ作品だけでなく、前述したように、まともな科学雑誌でもこうしたテーマがさかんに扱われている。今から十五年前にパリでおこなわれた討論会において、私はジェームズ・ワトソン（ＤＮＡの分子構造を発見してノーベル生理学・医学賞を受賞したアメリカの分子生物学者）が、次のように断言したことを覚えている。「人間は科学という手段を利用できるのだから、凡庸な動物性から脱却するために、宗教が神に存すると見なした力を行使することによって、自らの力で自身を感嘆すべき存在に変革するべきである」。

過去数年間、改良遺伝子（「質の向上」）の必要性とそれを伝達する手段に関する国際会議が、世界中でおこなわれてきた。生命科学などの進歩により、人間のすべてが解明され理解され、人間に対してあらゆる力を行使することが可能になるという考え方があるが、会議の意図は、このような考え方に沿った論理的な帰結であることに注意しなければならない。実際にこの考え方は、生命科学などの知識を科学技術力に変化させようとする。このような状況は、テクノサイエンスという概念を発端とする現象であり、ほとんどすべての科学分野でも事情は同じである。

では、このようなことは、本当に現実化するのであろうか。おそらく、将来的にサイボーグが登場することは確実であろう。例えば、脳神経と接続された義手義足をもつ人物や、視力を取り戻す人工器官を埋め込んだ人物などである。コンピューターやインターネットは、さまざまな観点から我々の精神活動にとって必要不可欠な、ある種の外部人工器官となった。これらの装置を身体に埋め込むことによって、その人物は自分の需要に応じて最新式のコンピューターの組み合わせや、巨大なネットワークを利用できるようになるかもしれない。

一方、遺伝子操作による精神活動の改良は、生物学的な観点からは夢物語である。遺伝子操作と幹細胞を組み合わせることによって不死身となるアイデアについては、まったく論拠がなく、大きな理論的な壁にぶつかっている。動物では、ショウジョウバエの寿命は六十日ほどであるが、ショウジョウバエを三年間生かすことはできない。ネズミの寿命は三年ほどであるが、ネズミの寿命を百年にまで引きのばすことはできない。つまり、人間の寿命を大幅に引きのばせるという論拠は、一切存在しないのである。

科学万能主義や技術偏重からは、前述したように妄想が生じるが、我々は倫理的観点から、この妄想から生まれる現象に注意を払わなければならない。ＳＦ物語は不道徳ではなく、内容すべてが幻想ではないが、そのヴィジョンの根底には脱人間がある。いずれにせよ、こうしたＳＦ物語では、現実の人間ではなく、空想上の超人間が登場人物である。人々の独創的な精神を養うためや、人々や社会のなかで眠っている意思やエネルギーの宝庫を目覚めさせるというよりも、空想上の超人間を登場させるために資源が投じられ、驚異的な技術が利用される。このような世界では、人間の絆は乏しく、教育や発展を支援しようとする機運はない。脱人間主義の戦闘員は、一部のエリートが科学技術を利用して、自分たちの共同体や自分たちが忌み嫌う祖先の本性から逃れようとする。彼らは、さらに不平等な世界を目指して戦い続けるのだ。

これは、現実からかけ離れた呪われた物語であろうか。脱人間社会における、奇想天外かつ単なる滑稽な出来事であろうか。確かに、オルダス・ハクスリーの『すばらしい新世界』、ジョージ・ルーカスの『スター・ウォーズ』、ジェームズ・キャメロン『アバター』など、脱人間性をテーマとしたＳＦ物語が現実になるのではないかとも囁かれている。もちろん、クローン人間の奴隷を雇う社会を糾弾したり、闇の勢力に加担するサイボーグをやっつけたり、原住民を抹殺する植民地主義の横暴によって、アバターに登場する愛らしくひ弱な青い人間が脅かされることに腹を立てたりする必要はない。

しかしながら、二十一世紀の現代においても多くの奴隷が存在するのではないか。繁華街を徘徊する娼婦、安定した雇用条件で働くことができない多くの労働者、早朝や深夜に人目につかない場所で清掃したり、縫製作業に従事したり、「ご主人さま」のお屋敷を建てたりする不法就労者などは、現代の奴隷ではないのか。テレビから流れるイラクやアフガニスタンにおける戦争の映像を観ると、テクノロジーで補強された『ロボコップ』そっくりの戦いではないか。恐るべき兵器を陸・海・空に配備して、一斉に攻撃を仕掛ける戦争は、まさに地獄絵ではないか。我々が暮らす世界は、「悪の帝国」ではなく「報復の帝国」ではないのか。また、鉱物資源など天然資源の採掘に従事する人々は、白人よりも黒人などの有色人種が多いのは事実である……。

私がこのようなことに言及するのは、脱人間性とは神話であり、この神話が危険であることを説明したいからである。生き物に影響力をおよぼそうとしているテクノサイエンスには、人間性に関するあらゆる究極目的、すなわち、道徳的な正当性などまったくない。幻想に満ちたテクノサイエンスが影響力を増し続ける一方で、現実の我々の世界や行動様式が大きく変化することはない。

脱人間とは、いわば現代の寓話であり、夢想家の夢に近づこうとする試みであり、現在進行中のテクノサイエンスの単純な理論に躍らされることである。テクノサイエンスに倫理を求めることは当然である。世界中で、現在から将来にわたって、人間のために科学技術をきちんと利用することが必要である。だが、こうした声は、人々の耳に届くのであろうか。

エコロジーと実用主義

前述した科学万能主義という夢物語とは逆に、あらゆる不自然さに警戒を促す思想潮流がある。例えば、エコロジーは、世界・モノ・生き物の自然性に大きな価値を置く。科学的なプロセスによって人間を人工器官に変えることができると聞けば、エコロジストは驚愕する。ナノテクノロジーに関する討論では、エコロジーの思想に賛同する者がたくさんいる。例えば、脳に電子回路を埋め込むなど、生物学や医学におけるナノテクノロジーの利用に、彼らは怯える。エコロジーには、神に似せた完璧な創造物をつくりあげるという考えは冒瀆である、とするキリスト教的な服従の精神が加わる。神の創造物を完璧にすることなどできるわけがない、という立場が存在する一方で、調和と徳を同時に保つために、神が創造した状態で自然を尊重すべきであるという立場も存在する。

本書の賢明なる読者は、おそらくもうお気づきかと思うが、私の考えは、実用主義という三番目の立場に属する。私は、自然の持続性には特別な徳を見出さない。これまで人間は、自然と闘い続けてきた。我々は、サソリなどの有毒動物から身を守る手段を確保した後に、ウィルスやバクテリアから子どもたちを守るために予防接種を実施し、病気や事故で苦しむ人に手術を施してきた。容態が思わしくなければ、足を切断して義足にすればよいではないか。歩けなくなったのであれば、義足を脳神経に接続すればよいではないか。たとえ手話が上手であったとしても、難聴者には補聴器（すでに存在する）を利用させ、視覚障害者には視覚補助の人工器官を取り付ければよいではないか。このような人工器官の開発について、私は無条件に賛成である。片足の人物が百メートル走を義足で走ることができるようにすることや、日常生活を再び普通に過ごせるように義手を脳神経に接続することは、背徳的な行為ではない。自然災害などによってひどく傷つけられた人物が、それによって自らの能力を取り戻す。彼らは、人間の世界から飛び出したサイボーグなどではなく、人工器官や電子回路によって、人間の世界に最適な状態で再び参加することができるようになる。

コンピューターへの行き過ぎた依存

前述したように、脱人間主義のプロジェクトには、現実の人間に対する非人道的な憎しみがあるのに加え、差別的で不平等な特徴もある。すでに、権力や文化資産を大幅に継承している家族が存在するように、個人の資産が増えることによって、脱人間主義のプロジェクトを利用する家族も現われる。例えば、資産家の家族は、自分の子どもに家庭教師を雇うことができる一方で、シングル・マザーによっては、子どもを育てるだけで精一杯である。

では、ある種の化学的、遺伝的、電子的なドーピングを個別におこなうことによって、こうした社会的な不平等を是正することができるのであろうか。おそらく逆に、今日の美容整形の利用と同じように、不平等はほんの少し強まるであろう。なぜならば、美容整形は、病気や事故の後に破壊された身体を修復するためだけでなく、むしろ個人の容姿をある種の社会的な要求に合致させ、他者との差別化を図ろうとして、それを改良するために利用されているからである。街や村の貧困の度合いは、そこで暮らす人々の容姿、見た目の年齢、歯並び、皮膚の状態、髪の質、手のひら、肥満度などを一瞥すれば、だいたいの予想はつく。

しかしながら、私の主たる懸念は、人間の質を修正する可能性よりも、人間という枠を超えて発展しようとする考え方についてである。人間は「考える機械」に、完全に依存することになるのであろうか。人間はますます巨大な記憶装置を搭載した、相互接続されたコンピューターに助けを求めている。このような状況の進行によって、多くの個人は自分自身の頭で考えることを断念するようになるのではないか。こうした情報機器は、情報を提供するという類い稀な役割を果たした後に、自分自身で行動することができなくなった利用者を威圧するという、恐ろしい力を手に入れることになるのではないか。将来的に人間は、考えるという役割の大部分を機械に託すことによって、自らを困難に陥れることになるのではないか。人間は、現実を自分自身で解決する能力を維持できるのだろうか。

すでに、管理職と思われるほとんどのビジネスマンは、飛行機の座席に座って使用許可がおりると同時に、ノートパソコンのスイッチを入れている。彼らが、自分自身を見つめなおしたり、夢想したり、考えたり、情勢分析したり、改革案を練ったりする時間をもとうとしないのは、なぜなのだろうか。彼らは、自分たちにそんなことはできないと思っているのだろうか。それとも、本当にできなくなってしまったのだろうか。

第8章　逸脱した医学の堕落

医学は非人道性を育む

医学や生命科学の分野において倫理的な考察が発展してきたのは、過去にしばしば恐るべき非人道的な行為があったからだ。医学はどのように発展してきたのだろうか。医学の目的とは、病気を治療し、ひどい痛みを取り除き、健康を回復させて、自律した暮らしが送れるようにすることだろう。これこそが解放である。人道主義とは、人間の開花に寄与するあらゆることを熟考することであるから、医学こそは人道主義を目指す職業である。医学にまつわる古くからの格言にも「まずは害をおよぼすな。次に治療せよ」とある。では、医学の非人道的な所業とは、どのようなものだったのだろうか。

その疑問に答える前に、医学は、自らの野心を満たすための技術的、頭脳的な手段を本格的に持つようになった時期から、非人道性を育んできたことを確認せざるをえない。言い換えると、医学は実効を持つようになったときから、非人道的な傾向を育んできたということである。本書で言及したように（第3章の「専門家と政治家の相互利用」）、フランスの偉大な科学者であるルイ・パスツールの逸脱といった例もある。

パスツールの業績は、一世紀半近く経過した現在でも偉業としてあがめられている。前述したように、狂犬病のワクチンを二、三年かけて研究した後、パスツールは、自身の実験をおこなうために死刑囚を実験台にすることを、ブラジル皇帝のペドロ二世に提案した。その後もパスツール研究所の手法には、疑問の声があがった。一九二七年に黄熱病のウィルスが発見された直後に、効果も安全性も乏しい段階で、ブラジルにおいてリオ・デ・ジャネイロにやってきたばかりの貧しい移民が人体実験に利用され、二百人が命を落とした。

アメリカでも、医師が梅毒の〝自然な経過〟を研究するために、「タスキギーの実験」と呼ばれる人体実験をおこなった。一九二〇年代にアラバマ州のタスキギーという田舎町で、梅毒の縦断的な研究（特定の母集団を長期間にわたって研究する方法）が、黒人の農民を対象に実施された。梅毒に罹った若い男性たちが、継続的な研究対象となった。

ところが一九四〇年代には、一九二八年にアレクサンダー・フレミングが発見したペニシリンの利用が普及しはじめていた。研究対象となった梅毒に罹った人物に対しては、ペニシリン系の抗生物質を投与することにより、梅毒の原因である梅毒トレポレーマという病原菌を早期に死滅させればよいことは、タスキギーの医師たちも知っていたと思われる。梅毒の症状は、まずは性病の伝染性潰瘍である硬性下疳《こうせいげかん》が生じ、紅斑が現われた後に、しばらくしてから動脈瘤、神経障害、精神錯乱など、さまざまな合併症が生じる。梅毒が恐ろしい結末をもたらすことや、患者が悲惨な人生の末期を迎えることは、彼らにもわかっていたが、研究対象となった人物には、何の治療も施されなかった。「タスキギーの実験」は、何と一九七二年までおこなわれたのである。研究目的ということで、数十人が命を落としたことが、後日発覚した。

このような事例は、まだたくさんある。一九六二年にブルックリンにあるジューイッシュ病院では、二十名以上にガン細胞の粉砕物を注射してその反応を観察するという、ガン細胞の伝搬に関する実験がおこなわれた。最もひどい事例は、一九六〇年代の、ニューヨーク州にあるウィロブルック州立学校病院での出来事である。ここには自閉症の子どもや精神薄弱児が収容されていたが、彼らの一部に肝炎の血清が意図的に接種された。その目的は、病気の〝自然な経過〟を観察して、ガンマ・グロブリンが病気に対してどのように作用するのかを詳細に知ることにあったという……。

我々はこれらの非人道的な医学の事例を、教訓とすることができるのだろうか。これらの事例の共通点とは、何であろうか。一つめの共通点は、知識に対する情熱である。二十世紀初頭にチュニスのパスツール研究所の所長を務め、一九二八年にノーベル生理学・医学賞を受賞したシャルル・ニコルは、パスツールのやり方に反対した。シャルル・ニコルは「天才に舞い降りたのは情熱ではなく、神聖なる妄想である。科学者としての意識が人間としての意識に勝った」とパスツールを批判した。社会に認められたいという欲望と結びつくこともある研究者の精神的な高揚は、研究の原動力でもあるが、これが高じて研究者としての道徳的な義務に対する明断な判断が失われ、貪欲な情熱と化すこともある。

ルイ・パスツールも犯した、人道主義から逸脱した医学の堕落の二つめの共通点は、被験者の人間としての特性や、人間として尊厳をもって接しなければならない期間を過小評価することである。パスツールは死刑囚を、自分の実験のために使わせてくれと頼んだ。パスツールは、次のように考えた。「犯罪者である死刑囚は、いずれ死ななければならない。したがって、より輝かしく将来性のある人々を救済することにつながるのであれば、死刑囚に遠慮する理由などないではないか」。

こうした逸脱は、死刑囚、高齢者、自閉症患者、アフリカ系アメリカ人といった人々の間に差異をつくりだす。ナチスも、ユダヤ人、ジプシー、ホモセクシュアルなどに対して、同様の逸脱をおこなった。「これらの人間の生命には、乏しい価値しかない。彼らは短命である。出来損ないの人間を生かしておいても仕方がない」といった考え方により、彼らを実験台とすることが容認された。そのような研究をおこなう人々は、自らの行為を正当化するために、人道主義や治療法の確立を口実にした。これが逸脱の三つめの共通点である。つまり、彼らは、自分たちの研究によって人類が救われることになると述べたのである。

多くの人々が苦しむ前述の病気（狂犬病、梅毒、ガン、肝炎など）を治療し根絶することは、きわめて重要である。専門家は、このような闘いに多大の野心や情熱を注ぎ、効果的な研究手法を追求するために、越えてはならないある一線を越えてしまうのであろう。このとき、彼らは次のような理屈をもちだす。「ほとんど将来性がない人物に対してなら、人体実験をおこなってもよいはずだ。なぜならば、この実験からは驚くべき進歩が期待できるからだ」。

今日でもこうした議論は、先に述べたのとは異なる状況でまかり通っている。例えば、臨床実験の対象となる患者は、ほとんどの場合が貧しい国で暮らす人々である。また、先進国で治療クローンに関する研究がおこなわれる際にも、このような議論が散見される。治療クローン技術を確立する目的のためにクローン胚をつくることに賛成する研究者は、男性配偶子と女性配偶子が出会うことによって胚ができるのであって、クローン技術によってつくられる無性の加工物は、ヒト胚とは何の関係もなく、それは実験材料と同等の価値しかないと断言してきた。また、生殖によって得られるヒト胚に対する研究については、前述のように、それは経過時間（十四日間）に関する議論であり、小さな細胞の塊なのかヒト胚なのかを両親が判断して、母親の子宮に移すかどうかを決める、という議論になっている。

金が逸脱の動機

当然ながら、逸脱の四つめの共通点は、金である。例えば、バイオックスの事例を思い起こしてほしい。事のはじまりは、抗炎症剤に関するきわめて興味深い研究であった。熱や痛みは、シクロオキシゲナーゼ（Cox1 と Cox2）という酵素の活動が原因であり、アスピリンによって、その活動は抑制されることがわかっていた。問題は、この二つの酵素に対して無差別に作用するアスピリンが、血小板の凝集を減らし、血液の流動性を危険なほどにまで高め、場合によっては消化管出血を引き起こすことであった。そこで、アスピリンではなく、シクロオキシゲナーゼ2だけを抑制する、副作用をもたない抗炎症剤をつくり出すことが、課題となっていた。

メルク社は、Cox1ではなくCox2を抑制する分子を合成した。薬品を市場で流通させるために必要な臨床実験が、数段階（一、二、三回）おこなわれた。臨床実験では、すべてが順調だった。ただし、この合成分子を三十カ月から三十六カ月以上にわたって服用すると、心血管疾患が発症する危険性があった。問題は、メルク社が、バイオックスと名付けられたこの薬品の商品化の認可を政府当局から取得する際に、政府当局に対してそうした危険性を通知せず、三十カ月以内の臨床実験データしか提出しなかったことである。その結果、数万人の人々が心臓発作を起こし、数千人が命を落とし、告訴、訴訟、薬品の自主回収という事態に至った。

遺伝子治療の実験にも、似たような逸脱があった。一九九九年にフィラデルフィアで、十八歳のジェシー・ゲルシンガーという青年が死亡した。彼は、遺伝情報の秘密について述べた本書第５章の「医療上の秘密という原則を見直す」の節で言及した、重度の疾患をもつ患者であった。通常であれば細胞で生成されるアンモニアを尿素に変える尿素回路の酵素（ＯＴＣ）が、遺伝子の変異によって欠乏する結果、患者は、アンモニアが蓄積して死に至る場合もある。しかし、この遺伝子疾患は、患者によっては軽症である場合もある。軽症の患者の場合は、手術や高熱などの際に症状が悪化する危険性がある。そのときには、タンパク質が分解されて生じるアンモニアが身体組織に吸収されるので、大量に生成されたアンモニアを処理しなければならなくなる。

このような患者の代謝機能を復元するために、ジェームズ・ウィルソン教授は、肝臓の尿素回路の酵素（ＯＴＣ）の欠如に対して、遺伝子治療を提唱した。しかも、それはアデノウィルスベクターによる遺伝子治療であった。これは、ウィルスが肝臓の細胞内に到達して望みの遺伝子を導入する、という治療法である。すでに多くの動物実験がおこなわれていた。動物実験の結果からは、治療用遺伝子を細胞内に導入することは可能であるが、導入された治療用遺伝子はすぐに排除されてしまう。だから、酵素欠乏の是正効果は、一カ月未満のほんの一時的な効果しかないことがわかっていた。したがって、ジェシー・ゲルシンガーに遺伝子治療を実施する意味はなかったのである。彼は生涯、酵素欠乏の状態にあったが、ひどい危機に陥った場合を除き、この病気によって苦しむことはなかったはずである。

それなのに、アメリカ当局（遺伝子組み換え諮問委員会＝ＲＡＣ）は、ジェームズ・ウィルソンの医療チームに対し、ゲルシンガーに治療用遺伝子をもった五百億個のウィルス粒子を注射することを認めた。この治療は、高アンモニア血症を引き起こす危険性があった。実際に大量のアデノウィルスベクターを動物に注射した場合には、決まって発熱症状が観察されていた。しかしながら、おこなうべきではなかった実験は実行に移され、ジェシー・ゲルシンガーは死んだ。この実験のリスクは、予見できないものではなかった。この不可解な出来事に対して、次のような説明がなされている。ジェームズ・ウィルソンは、株式上場を目指していた小さなバイオテクノロジー企業の科学アドバイザーであった。要するに、バイオックスの事例と同様に、これも金が、逸脱のおもな動機である。

他者というモノサシ

医療倫理の堕落のおおよその正体についてはつきとめたが、医学は今後も非人道的になる危険性があるだけに、我々はどうすればよいのだろうか。

第一段階は、人間に対する研究や実験を指揮する者は、自らの動機や正当性を先に述べた逸脱者たちのものと較べて、客観的な立場から真摯に分析してみることである。当然ながら、科学者の情熱、社会から認められたいという研究者の欲望、研究の将来的な見通しに対する信念などを認めないことは論外である。金については、現代社会の現実であり、これを考慮しないことは無理である。研究者は、毎日のように「研究価値を高めろ」と厳命されている。研究価値とは経済的な意味であり、産業界と結びつけろという意味である。ルイ・パスツールやラヴォアジエが、これを証明している。

そこで研究者は、これらの堕ちた偉人たちの逸脱を警告として受け止め、警戒を怠らないように心がけ、倫理諮問委員会のような外部機関に意見を求めなければならない。人体実験の実施については、当然ながら自由な同意を厳格かつ誠実に尊重する原則を、厳密かつ明確に課すことである。では、我々が先の原則をきちんと遵守すれば、あらゆる非人道的な行為を防ぐことができるのだろうか。

実際には、それだけでは充分ではない。なぜならば、医師と患者の間にある種の理解が存在し、両者がもつ権利と義務について対話がおこなわれたとしても、医師と患者の立場は対等ではないからである。当然のこととして、治療する側は健康であるが、患者は病気に罹り、苦痛にさいなまれている。「私は私自身におこなわないであろうことを他者にはおこなわない」という相互の感情に加え、医師と患者の間には絆が必要である。砂地獄に陥った人物を想像してほしい。本人の自律を理由に、その人物に対して「いずれ砂地獄に飲み込まれる」と宣言することも可能であろう。しかし、絆という義務によって行動しなければならない。倫理的な思考から成り立つこうした義務が、ある種の知的作業を通じて表明されることになる。医師は、健康できちんとした医学知識をもつ人物である一方で、身体を蝕む病気に罹った病人の立場になって考えるのである。そこで医師は、次のような疑問を抱かなければならない。「自分が知っていることを患者が知れば、患者は、自分が推奨することがおこなわれることを認めてくれるであろうか。患者が自分の家族であったならば、自分はどうするであろうか」。他者の立場になって考える共感力こそが、重要なのだ。

要するに、これはバイオメディカルの研究分野だけでなく、我々の暮らしにおける倫理的な行為の土台に対する考察だが、この考察は本書を貫く基調テーマでもある。最後にその判断基準を明記しておく。すなわち、他者は自分の行動の道徳的な価値を推し量るモノサシであり、その行動が正しいか正しくないかを決めるのは、他者というモノサシである。

おわりに

世界中の父親や母親は、自分たちの子どもが立派な女性や男性になってほしいと願っているだろう（ほとんどの母親がそう願い、またほとんどの父親もそう願っていると思いたい）。「立派な人物になってほしい」とは、存在（être）、ひとかどの人物（être quelqu'un）、立派な人物（être quelqu'un de bien）という三重の意味がある〔著者はこの哲学的な意味を後述する〕。

父が私に発した二つの厳命が、私の脳裏から消え去ることはない。「良い子は、そんなことを言ってはいけない」。これは七歳のときに、私がクラスメイトに対して人種差別的な呼びかけをした際のことであった。二つめは「必要なことを厳格におこなえ。お前は理性的かつ人間的であれ」。これは、父が猛スピードで走る電車から飛び降り自殺する前に書いた遺書の文面である。

父のメッセージを解読することは、私の知的な歩みと人道的な暮らしにとって導きの糸となった。私が父ジャン・カーンの意図したことをきちんとこなしてきたか否かは、定かではない。だが、私は自分自身で価値体系を練りあげてきた。私はこれを明示することができるし、これに基づいて理論構築することができる。したがって、私の対話の相手や読者は、この価値体系から私が示す価値に反論したり、またはこれらを自分のものにすることができるであろう。

いずれにせよ、私の子どもたちが、私のメッセージにとまどうことはないであろう。私の子どもたちとは、愛情および血のつながりによる私の子どもたち（ある女性が私に与えてくれ、私とわかちあうことになった私の子どもたち）、そして私の学生たちのことである。私のような職業では、多くの若い人々と接する。立派な人物になるとは、まず自らの行動においてである。我々全員は、自らがおこなうことと不可分である。この点において、誰もが責任をもつ存在なのだ。

本書は奇妙な構成であるため、読者によっては「おわりに」から読みはじめる人もいるかもしれない。本書は、医学や科学研究、倫理的な考察といった分野において、私が長年にわたって検討してきた、あるいは遭遇した複雑な状況に対して、私が思うような立派な人物であれば、どのように取り組まなければならないかを記してある。自分の提案が主観的であることは認める。したがって、本書をバイブルと捉えるならば、本書は失敗作であろう。

本書は、予想される倫理的な行動指針をまとめあげたものである。本書で取りあげる「倫理」の定義とは、「正しい人生ならびに正しい人生を築く価値についての考察」であり、行動の道徳である。本書では、行動の選択そのものよりも、選択を正当化する価値観について強調した。したがって、読者は事情を把握したうえで、私に賛成であろうが反対であろうが、自分の分析を深めることができる。

私の考察は、善と悪に対する問いかけからすべてが生じる。なぜならば、私は立派な人物であれと命じられたからである。私は本書で、自身の回答を明確に表明しようと試みた。ヒトの人間性は、少なくとも他者との人間的な相互交流によってしか現われない。これにより、他者の価値が認められ、他者の尊重という原則がつくりあげられる。他者の尊重は、人間性の基盤である。相対的な価値に基づいて他者を差別することはできない。つまり、ある人物が自らの暮らしや権利の面で何かを要求すれば、相互に、他者も自分自身に関するこれと同じことを要求できる。

善とは、他者の価値を考慮したすべてのことである。悪とは、他者の価値を否定する、あるいは他者に対して無関心であるすべてのことである。善と悪とは、他者性という枠組みを超えると、何の意味ももたない。このような意味で、善と悪の概念が、他者の尊重という原則の結果である自律と相反することはありえない。すなわち、他者は、私が固執する自律の恩恵に浴さねばならないのだ。絆、共感力、誠実さ、公平は、他者の価値を自らの価値と同等と認めることから生じる。倫理的な考察の中核であるこれらの原則は、正しい行動の基盤となる価値である。

この分析により、「おわりに」の冒頭にある、「存在（être）」、「ひとかどの人物（être quelqu'un）」、「立派な人物（être quelqu'un de bien）」とは、どういう意味なのかを説明したい。「存在」とは、自分が何者であるかを知ることであるが、自己の意識に至るには、他者の助けが必要となる。つまり、人間は一人では存在できないのだ。他者が存在するがゆえに、私は存在するのである。

当然ながら、「ひとかどの人物」であると判断できるのは、他者のみである。他者が、類い稀と認める人物が、その才能を開花させて行なう社会的な貢献は卓越している。彼らの特徴は、独創性があることである。

「立派な人物」とは、古今東西、他者を開花させるために自らの才能やエネルギー、想像力を用い、他者を開花させる取り組みや活動に心血を注ぐことを、決して忘れない人物のことである。

訳者あとがき

本書は、フランスで二〇一〇年四月に出版された “Un type bien ne fait pas ça...” の全訳である。タイトルは直訳すると「良識ある人物は、そんなことはしない」となる。

著者の経歴は本書に詳しい。一九四四年九月五日に生まれたアクセル・カーンは、臨床医を経て遺伝学者となり、現在は、パリ・デカルト大学（パリ第5大学）の学長を務めている。

著者は、その論文が学術誌に五百本以上も掲載された、ヨーロッパで最も著名な遺伝学者の一人である。また、科学の啓蒙活動にも積極的に参加し、偉大な科学者であると同時に倫理を重んじる姿勢が評価され、一九九二年から二〇〇四年まで、国家倫理諮問委員会のメンバーを務めた。

著者が関与して国民的な議論となった問題は、安楽死、着床前のヒト胚の遺伝子検査、DNA鑑定を利用した移民管理や父子関係の証明、閉経後の妊娠や代理母などの生殖医療、さらには、性染色体の検査によるスポーツ選手の性別チェックの是非、生き物を対象とする特許の禁止、歌手イヴ・モンタンの血縁関係を調査するために遺体を掘り起こしてまでDNA鑑定をすべきではないという主張などである。著者はテレビ番組などで、これらのテーマについて意見を述べ、世論に大きな影響をあたえた。

これらに共通するのは、科学技術的には実現可能だが、倫理的な問題を引き起こす可能性があることで、その問題を考えるときの鍵が、自殺した父の遺言、「理性的かつ人間的であれ」という言葉なのだ。

フランスでは、研究の第一線を退いた高名な科学者が、一般向けに本を書いたり、テレビ番組に出演したり、各地の高校で授業をおこなったりと、啓蒙活動に積極的に従事している。ノーベル物理学賞を受賞したピエール＝ジル・ド・ジェンヌやジョルジュ・シャルパク、地球科学でクラフォード賞を受賞したクロード・アレグレ、そしてアクセル・カーンなどの活動がとくに有名である。

学校教育や世論、また法律が、科学の進歩についていけないとき、科学者自身が率先して情報発信しなければならないと、彼らは考えているようだ。科学者が研究室に閉じこもり、社会との意思疎通がうまくいかないと、科学は倫理・道徳を逸脱する恐れがある。国民が判断材料もないままに、特定の科学技術の賛否を問われれば、大衆迎合型の政治に操作されるばかりで、最終的に社会の利益にはならない。これが、フランスの民主主義的科学思想の基盤である。

二〇〇〇年代初頭にオランダとベルギーで、「積極的な安楽死」が法制化された。両国の法制化と、国内での特殊な事例（本文でふれたアンベール事件やセビレ事件）を受け、フランスでも安楽死に関する議論が高まり、不治の病に罹って激しい苦痛に襲われた末期患者が死を望んだ場合には、直接の死に至る薬物を投与する「積極的な安楽死」ではなく、治療を中断するなどの「消極的な安楽死」が法制化された。これが本書の「安楽死は自由の行使ではない」の節で紹介されている、二〇〇五年に制定されたレネッティ法である。

ちなみに、オランダでは二〇〇二年に安楽死が法制化されたが、「積極的な安楽死」の割合は死者全体の一・六%をピークに、その後は、本書でも指摘されているように、痛みを緩和する対処療法などの充実によって減少傾向にあるようだ。しかし、オランダでは「積極的な安楽死」の適用範囲をめぐり、精神病患者や子どもにも拡大するべきか否か、さらには自殺幇助を要求する権利を認めよなど、カーンの主張と真っ向から対立する議論があるという。著者は、安楽死をテーマにした本も出版している（『安楽死という究極の死』二〇〇八年。『安楽死を法制化するべきか』二〇一〇年、元教育科学大臣リュック・フェリーとの共著。ともに未邦訳）。

「積極的な安楽死」の合法化は、超高齢者やアルツハイマー型認知症患者など、生産者でも消費者でもなくなった人間はいわゆる社会のお荷物なので、お引き取り願おうという議論ともつながる。フランスでも、死の直前六カ月の医療費は、その人にかかった全医療費の半分以上を占めるという統計をもちだして、社会保障費の増大を防ぐために、〝無駄な〟延命治療はやめようという議論がある。しかしはたして、超高齢者とは何歳からを指すのか、アルツハイマー型認知症の症状をどう判断するのか、といった疑問がすぐに浮かぶ。

だからこそ、本書が掲げる「人間から尊厳が失われることはない」という原則が、大きな説得力をもつのだ。「あらゆる事態が想定できるだけに、「すべての人間は尊厳と法律において生まれながらにして自由で平等であり続ける」と謳われた、一七八九年に議決された『人間と市民の権利宣言』（人権宣言）を今一度、思い起こすべきであろう」という本書の指摘を重く受け止めたい。

生殖医療についても、フランスは欧米の中では保守的である。アメリカやイギリスとは異なり、フランスでは、ヒト胚の売買や代理母は禁止されている。ヒト胚の譲渡についても、レズビアンのカップルに対しては、最近になって認められるようになったが、ゲイのカップルについては、代理母を利用することになるため、禁止されている。

イギリスでは、キャメロン政権が受精・胚研究認可庁（ＨＦＥＡ）を、二〇一四年をめどに廃止する意向を表明し、ほぼ同時にインドでは、二〇一〇年に代理母が法制化された。インドの法制化の建前は、一人の女性が生涯に代理母を引き受ける回数を制限することによって女性を保護することにあるというが、この法律によって、代理母が産んだ子どもを手放さないことは明確な違法行為となった。イギリスの規制緩和とインドの法制化がセットになり、イギリス人のカップルがインド人の代理母を利用するという、組織的な生殖補助医療行為による「新たな市場」が登場しそうな気配であるという（二〇一一年五月三十日付の「ジャパンタイムズ」のドナ・ディケンソンの記事「商品化される赤ん坊――イギリスは規制緩和する一方で、フランスは生命倫理を論じる」）。これはまさに、カーンが本書で危惧している事態である。

一方アメリカでは、精子や卵子、さらにはヒト胚が商品として「カタログ販売」されている。

カタログ・ショッピングによって、子どもの性別、身体的特徴、疾病傾向、さらには知能までも選別しようとする者がいる。このあたりの事情は、『ボディショッピング』（ドナ・ディケンソン著、中島由華訳、河出書房新社、二〇〇九年）に詳しい。ここではアメリカの生命倫理学者が、アメリカを筆頭とする自由主義的な生命倫理のあり方を批判し、臓器移植や生殖補助医療に関して身体をモノとして扱うべきではないとし、さまざまな事例を紹介している。

本書の「脱人間化という神話」の節で指摘されているように、アメリカでは「健康の維持や回復に必要とされる以上に、人間の形態や機能を改善することを目指した介入」と定義される「質の向上」が、大きな問題になっているという。

この問題については、「ハーバード白熱教室」で有名になったマイケル・サンデルが、『完全な人間を目指さなくてもよい理由』（二〇一〇年）で触れている（林芳紀氏の「訳者解題」も参照されたい）。生命倫理問題の震源地ともいえるアメリカで、サンデルは事態を対岸の火事のごとく語り、古今東西のリファレンスを手を変え品を変え紹介しつつ、クールに、しかし曖昧模糊とした論説を展開して読者を煙に巻く。

これに対し、本書を読めば、臨床医を経験し、遺伝学者であり人道主義者を自認するアクセル・カーンの主張が、きわめて鮮明かつ強烈であることがおわかりいただけるだろう。

本書のテーマである、身体、脳、生殖といった我々の生命活動の基盤は、驚異的な進歩を遂げる生命科学によって脅かされている。本書の表現を用いれば、人間が生物学に囲い込まれて、個人の自由が制限された息苦しい社会になってしまう危険性がある。生命は答えのない永遠のテーマとも言えるだけに、生命科学が大きな進歩を遂げるたびに、社会には、これまで以上の利便性と危険性が同時に生じることを、我々は覚悟しなければならない。

著者も狭い道筋と認めるように、資本主義社会において、法と道徳と科学的進歩の三つの間に調和を見出すことはできるのだろうか。医療や教育も商品化されている今日、利益追求と科学の暴走によって、生命が商品化されたとしても、社会はもうそれほど驚かないのではないか。しかし、これは実に恐ろしいことである。

イギリスの作家カズオ・イシグロのベストセラー小説『わたしを離さないで』（土屋政雄訳、早川書房、二〇〇六年）には、臓器提供のためだけに生殖クローン技術によって誕生させられた者たちの悲哀が描かれている。また、映画化もされた『わたしのなかのあなた』（ジョディ・ピコー著、川副智子訳、早川書房、二〇〇六年）が扱う問題は、本書の「「医薬用の子ども」を産む」や「臓器移植の知られざる側面」の節で詳しく解説されている。本書を読むと、これらの小説に対する理解も深まり、さらにはテーマの受け止め方も変わるのではないかと思う。

最後に、フランスの「国家倫理諮問委員会」が、発足以来一貫して主張し続けているメッセージを紹介したい。「身体は人格そのものであって、だからこそ神聖なものである。人体の組織を商品化することは、その人物に対する耐え難い侮辱的な行為であり、我が国の法律に根本的に違反する行為である。さらにこれは、文明が衰退する兆しでもある」。

本書の翻訳に際しては、厚生労働省の元事務次官である近藤純五郎先生から貴重なアドバイスと励ましを頂いた。記してお礼を申し上げる。

またトランスビューの中嶋廣氏にも感謝したい。原書のもつ意義と奥行きを理解する編集者と共に作業ができたことは、翻訳家として大変幸運であった。

二〇一一年六月二十五日

林　昌宏

著者

アクセル・カーン（Axel Kahn）

1944年生まれ。医師、遺伝学者。12年間にわたり国家倫理諮問委員会のメンバーを務める。現在、国立保健医学研究所研究部長ならびにパリ・デカルト大学学長。本やテレビを通じて生命倫理やバイオテクノロジーについて意見を述べ、啓蒙活動を展開。本書は初の邦訳だが、著書は『クローン技術の問題点』(1998)、不死の生命の探求をテーマとする『サラマンダーの秘密』(2005)、『安楽死という究極の死』(2008)など多数。

訳者

林　昌宏（はやし　まさひろ）

1965年生まれ。立命館大学経済学部卒業。翻訳家として多くの話題作を提供。主な訳書にジャック・アタリ『21世紀の歴史』、ジャン=マリー・シュバリエ『世界エネルギー市場』（ともに作品社）、ブルーノ・パリエ『医療制度改革』（白水社）、ダニエル・コーエン『迷走する資本主義』（新泉社）、クロード・アレグレ『環境問題の本質』、フィリップ・キュリーほか『魚のいない海』（ともにNTT出版）など。

モラルのある人は、そんなことはしない

—科学の進歩と倫理のはざま—

二〇一一年八月五日　初版第一刷発行

著　者　アクセル・カーン

訳　者　林　昌宏

発行者　中嶋　廣

発行所　株式会社トランスビュー
東京都中央区日本橋浜町二-一〇-一
郵便番号　一〇三-〇〇〇七
電話　〇三（三六六四）七三三四
URL http://www.transview.co.jp
振替　〇〇一五〇-三-四一一二七

印刷・製本　中央精版印刷

ISBN978-4-901510-98-1　C1012